そうだったのか！
絶対読める心電図
目でみてわかる緊急度と判読のポイント

池田隆徳／著

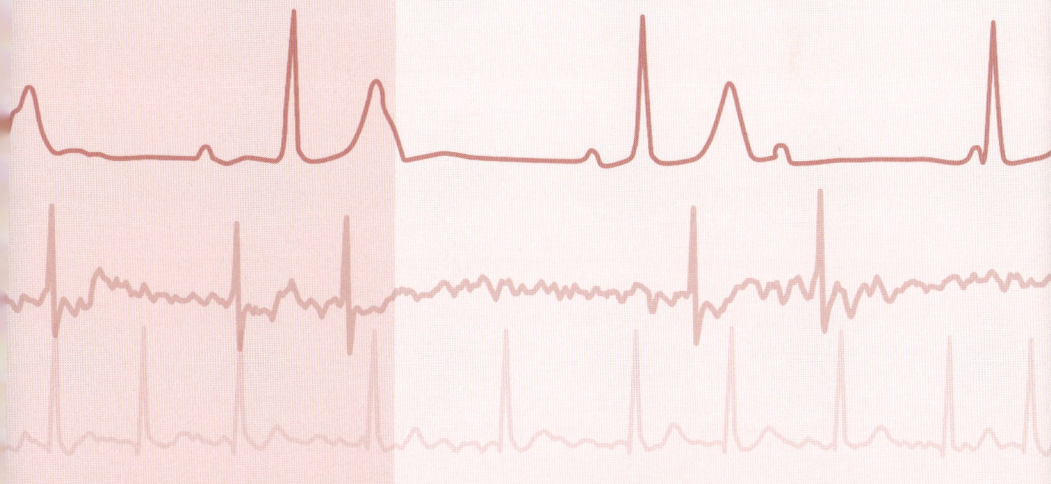

羊土社
YODOSHA

謹告 ─────────
　本書に記載されている診断法・治療法に関しては，発行時点における最新の情報に基づき，正確を期するよう，著者ならびに出版社はそれぞれ最善の努力を払っております．しかし，医学，医療の進歩により，記載された内容が正確かつ完全ではなくなる場合もございます．

　したがって，実際の診断法・治療法で，熟知していない，あるいは汎用されていない新薬をはじめとする医薬品の使用，検査の実施および判読にあたっては，まず医薬品添付文書や機器および試薬の説明書で確認され，また診療技術に関しては十分考慮されたうえで，常に細心の注意を払われるようお願いいたします．

　本書記載の診断法・治療法・医薬品・検査法・疾患への適応などが，その後の医学研究ならびに医療の進歩により本書発行後に変更された場合，その診断法・治療法・医薬品・検査法・疾患への適応などによる不測の事故に対して，著者ならびに出版社はその責を負いかねますのでご了承ください．

序

 「心電図について解説した手軽ないい本はありますか？」という質問をよく受ける．医学生やレジデントからが多いが，臨床の第一線で働いている一般内科医からのこともある．医学書を取り扱っている書店に足を運ぶと，数多くの心電図に関する書籍が所狭しと並べられている．いくつかの書籍を手にとって開いてみると，心電図を学問としてとらえ理論的に詳しく解説した書籍もあれば，心電図波形を数多く載せてその読み方をきめ細かく解説をした書籍などさまざまである．同じような企画で出版された書籍を比べてみると，不思議なことに書かれている内容が執筆者によって異なることに気づく．それは波形の解釈から不整脈の診断まで多岐にわたる．不整脈の分類のしかた一つにしても，一定の型にはまった記述がされておらず，初心者にとってはどのように解釈したらよいのか戸惑ってしまうかもしれない．加えて，まれな現象に重点を置いて記載していることがよくあり，心電図の理解を一層難しくしているように思われる．

 そこで，このような問題点や不安を払拭すべく，初心者の目線でみた分かりやすい心電図の入門書を発行することを羊土社と企画した．専門医の間で一定の見解が得られていないような事柄はすべて除き，また学問的な事柄は心電図を理解するうえで必要なことのみにとどめ，診療するうえでこれだけは知っていてほしい内容のみを記載することにした．書き出しとして，まずは心臓の仕組みと電気の流れ方を説明し，心電図のとり方の基本から解説することにした．そのうえで心電図の読み方を解説した．理解が難しいとされる不整脈については，心電図に加えて心臓内で起こる電気的異常をシェーマで併せて示し，エコーや内視鏡と同じように視覚的にも理解できるように工夫した．心電図異常を示す疾患・症候群については，典型的な心電図のみを載せることにした．また，専門用語はすべて日本語で記載し，頻用されることが多い英字略語については併記することにした．加えて，持ち運びやすいように書籍の大きさをA5版とし，価格も低く抑えていただいた．このようにして，時代のニーズに合った心電図の本ができ上がったと思っている．

 本書を活用することで心電図に対するアレルギーがなくなり，心電図を自ら記録して読むことが好きになるきっかけにしていただければ，企画した者として本望である．

2011年6月

東邦大学 教授
池田隆徳

そうだったのか！絶対読める心電図 contents

目でみてわかる緊急度と判読のポイント

序

第1章 ● 心臓の仕組みと電気の流れ

- **1** 心臓の構造 …………………………………………………… 10
- **2** 心臓の機能と循環 …………………………………………… 12
- **3** 心臓の刺激伝導系 …………………………………………… 14

第2章 ● 心電図のとり方の基本

- **1** 心電図検査の種類 …………………………………………… 16
- **2** 心電図の原理 ………………………………………………… 18
- **3** 心電図記録に必要な器具 …………………………………… 20
- **4** 12誘導心電図のとり方 ……………………………………… 22
- **5** モニター心電図のとり方 …………………………………… 24
- **6** ホルター心電図のとり方 …………………………………… 26
- **7** アラーム設定 ………………………………………………… 28
  - **？ 素朴な疑問 Q&A** …………………………………………… 30
    - **Q1** 標準心電図の誘導数はなぜ12誘導なのですか？
    - **Q2** 右側胸部誘導はどのようなときに記録した方がよいのですか？
    - **Q3** 心電図にノイズが混入する原因にはどんなものがありますか？
    - **Q4** 心電図のドリフトはどのような原因で生じるのですか？

第3章 心電図の読み方の基本

1. 読み方の原則と確認事項 ... 34
2. 電極の付け間違い ... 36
3. 調律診断と心拍数の測定 ... 38
4. 電気軸と心臓回転の判定 ... 40
5. 波形診断のポイント ... 42
6. P波・QRS波 ... 44
7. T波・ST部分・U波 ... 48
8. RR間隔・PQ（PR）時間・QT時間 ... 51

第4章 不整脈の心電図診断

1. 不整脈の定義と分類 ... 54
2. 不整脈の発生メカニズム（起こり方） ... 56
3. 洞性徐脈・洞性頻脈 ... 58
4. 洞不全症候群（SSS） ... 60
5. 房室ブロック①（AV block） ... 62
6. 房室ブロック②（AV block） ... 64
7. 心房期外収縮（APC/PAC）・心房頻拍（AT） ... 66
8. 心房細動（AF） ... 68
9. 心房粗動（AFL） ... 70
10. 発作性上室頻拍（PSVT） ... 72
11. 心室期外収縮（VPC/PVC） ... 74
12. 心室頻拍（VT） ... 76
13. torsade de pointes（TdP） ... 78
14. 心室細動（VF） ... 80
15. 脚ブロック（BBB） ... 82
16. ヘミブロック ... 85

第5章 ● 心疾患・症候群の心電図診断

1. 左室肥大 ……………………………………………………… 88
2. （労作性）狭心症 ……………………………………………… 90
3. （急性）心筋梗塞 ……………………………………………… 92
4. 拡張型心筋症 ………………………………………………… 96
5. 肥大型心筋症 ………………………………………………… 98
6. 不整脈原性右室心筋症 ……………………………………… 100
7. たこつぼ型心筋症 …………………………………………… 102
8. 急性心膜炎 …………………………………………………… 104
9. WPW症候群 ………………………………………………… 106
10. QT延長症候群 ……………………………………………… 108
11. Brugada症候群 ……………………………………………… 110
12. J波症候群（早期再分極症候群） …………………………… 112
13. 電解質異常の心電図 ………………………………………… 114
14. ペースメーカー心電図 ……………………………………… 116

- ● 索引 …………………………………………………………… 118
- ● 著者プロフィール …………………………………………… 124

One-point Advice & Lesson

- ● 心臓の解剖の理解は心電図の理解につながる！ ……………………… 10
- ● 刺激伝導系のキーパスウェイは洞結節と房室接合部！ ……………… 15
- ● アラームの設定が適切でなかったことで死亡事故が発生している！ ……… 29
- ● 初心者のうちは心電図を記録する前に付けた電極の位置を
  再確認しよう！ ……………………………………………………………… 37
- ● 拡張型心筋症と非虚血性心筋症 …………………………………………… 97
- ● 肥大型心筋症と心臓突然死 ………………………………………………… 99
- ● 不整脈原性右室心筋症の病態と診断基準 ………………………………… 101
- ● 巨大陰性T波を示す疾患 …………………………………………………… 102

緊急度　Severity

第4章・第5章では心電図ごとに緊急度を付記しています．
緊急度の目安ならびに，本書に掲載している心電図の緊急度は下記の通りです．

緊急度 ★★★ 致死性．速やかに処置を要する

- 洞不全症候群Ⅲ群（徐脈頻脈症候群） …………………………… 61
- 2度房室ブロック（高度房室ブロック） ………………………… 63
- 3度（完全）房室ブロック ………………………………………… 65
- 発作性房室ブロック ………………………………………………… 65
- 持続性多形性心室頻拍 ……………………………………………… 77
- torsade de pointes …………………………………………………… 79
- 心室細動 ……………………………………………………………… 81
- 急性心筋梗塞（前壁中隔梗塞） …………………………………… 93
- 急性心筋梗塞（下壁梗塞） ………………………………………… 94
- たこつぼ型心筋症 …………………………………………………… 103

緊急度 ★★☆ 危険性はないが，放置しておくと病態を悪化させる可能性がある

- 洞不全症候群Ⅱ群 …………………………………………………… 61
- 2度房室ブロック（MobitzⅡ型） ………………………………… 63
- 2度房室ブロック（2：1型） …………………………………… 63
- 単源性心房頻拍 ……………………………………………………… 67
- 変行伝導を伴う心房頻拍 …………………………………………… 67
- 頻脈性心房細動 ……………………………………………………… 69
- 徐脈性心房細動 ……………………………………………………… 69
- 2：1心房粗動 ……………………………………………………… 71
- 房室回帰性頻拍 ……………………………………………………… 73
- 房室結節リエントリー性頻拍 ……………………………………… 73
- 持続性単形性心室頻拍 ……………………………………………… 77
- 労作性狭心症 ………………………………………………………… 91
- 拡張型心筋症 ………………………………………………………… 97
- 肥大型心筋症（非閉塞性） ………………………………………… 99
- 不整脈原性右室心筋症 ……………………………………………… 101
- 急性心膜炎 …………………………………………………………… 104
- QT延長症候群 ……………………………………………………… 109
- 低カリウム血症 ……………………………………………………… 115

緊急度 ★☆☆ 緊急性は少なく，症状も乏しい

- 洞性頻脈 …………………………………………………… 59
- 洞性徐脈 …………………………………………………… 59, 61
- 洞不全症候群Ⅰ群 ………………………………………… 61
- 1度房室ブロック ………………………………………… 63
- 2度房室ブロック（Wenckebach型）…………………… 63
- 単源性心房期外収縮 ……………………………………… 67
- 心房細動 …………………………………………………… 69
- 通常型心房粗動 …………………………………………… 71
- 多源性心室期外収縮 ……………………………………… 75
- 全連発心室期外収縮 ……………………………………… 75
- 非持続性単形性心室頻拍 ………………………………… 77
- 右脚ブロック ……………………………………………… 83
- 左脚ブロック ……………………………………………… 83
- 左脚前枝ブロック ………………………………………… 86
- 左脚後枝ブロック ………………………………………… 86
- 左室肥大 …………………………………………………… 89
- WPW症候群（A型）……………………………………… 107
- Brugada症候群 …………………………………………… 111
- J波症候群（早期再分極症候群）………………………… 113

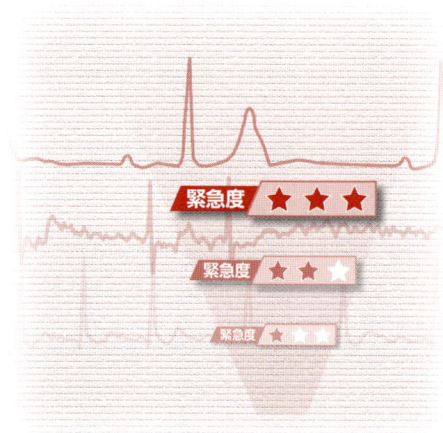

そうだったのか！
絶対読める
心電図

目でみてわかる緊急度と判読のポイント

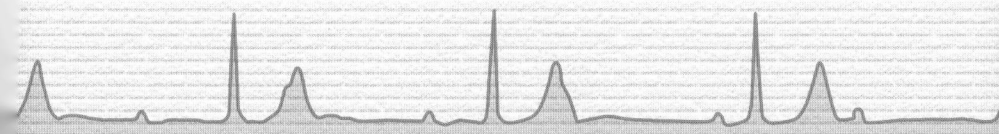

第1章 心臓の仕組みと電気の流れ

1 心臓の構造

1 心臓の位置と大きさ

- 心臓は胸部の中央やや左側に位置し，左右の肺と前後の胸骨と脊椎に囲まれ，下は横隔膜に接して存在します．高さとしては，胸骨第2肋骨から第6肋骨の間に位置します（図1）
- 若い頃は心臓の先端部（心尖部）を下にして立ったような状態になっており，逆に高齢者や肥満の人は，心臓が横に寝たような状態となっていることが多いです．大きさは大人の手の握りこぶしくらいで，重さは200〜300g程度です

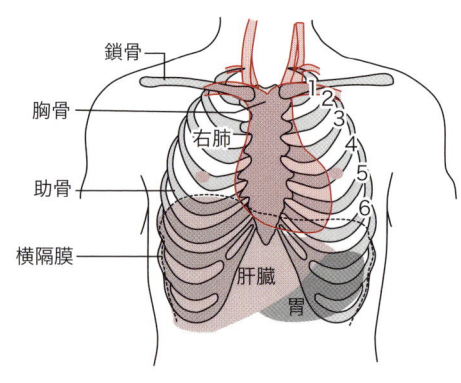

図1 心臓の位置

One-point Advice 心臓の解剖の理解は心電図の理解につながる！

心電図を理解するには，まずは心臓の解剖をしっかり理解することです．P波やQRS波がどのようにして形成されるか，QRS波の後にはT波が認められるのにP波の後にはなぜT波に相当する波形がないのかなど，心臓の解剖をみればわかってきます．心房と心室では心筋の厚さが異なるため，波形の大きさに差が生じるのは当然のことであり，心室ではみられる波形が心房ではみられないことがあっても不思議ではありません．

2 心臓の解剖

- 心臓は，上方に位置する**心房**と下方に位置する**心室**によって形成されています．心房には右心房（右房）と左心房（左房），心室には右心室（右室）と左心室（左室）があるため，4つの部屋が存在します．それらの内部には血液が常に循環しています（図2）
- 心房と心室は弁で仕切られており，右房と右室の間の弁を**三尖弁**，左房と左室の間の弁を**僧帽弁**といいます．右房と右室は静脈系，左房と左室は動脈系の血管と接続しています
- 4つの部屋は心筋によって囲まれており，その厚さ（自由壁）は左右の心房では2～3 mm，右室では3～4 mmですが，左室は10mm前後と他に比べて厚くなっています
- 心筋は心膜によって包まれており，心臓と心膜の間には少量の心膜液があり，この液が心臓の動きを円滑にできるように助けています

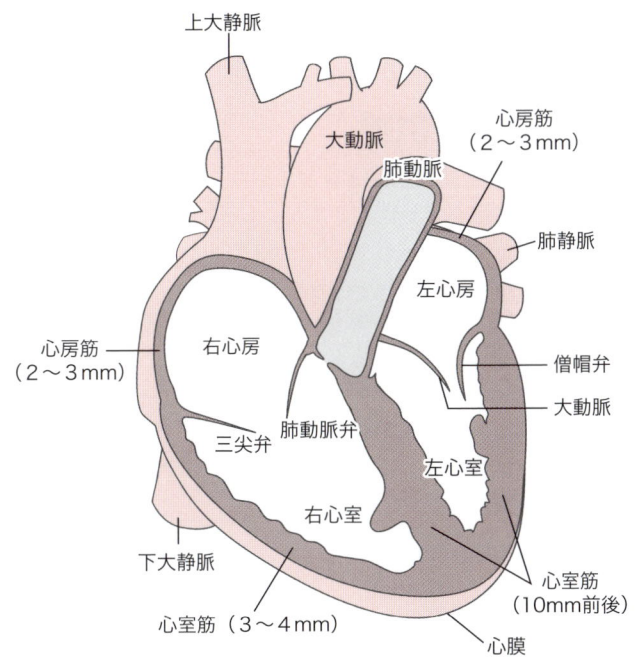

図2　心臓の内部構造

第1章 心臓の仕組みと電気の流れ

2 心臓の機能と循環

1 ポンプ機能

- 心臓は全身の各臓器が必要とする栄養分や酸素を供給するために，1日に10万回もの収縮と拡張をくり返しています．これを心臓の**ポンプ機能**と呼びます
- 成人の安静時の1回拍出量は60〜80 mLであり，心拍数は毎分60〜80回程度です．1分間に換算すると4〜6 Lとなり，これを**心拍出量**と呼びます．全身の循環血液量は約5 Lで心拍出量が4〜6 Lであるため，約1分間で全身の血液は1回周りきる計算になります
- 心拍出量は体格によって変化するため，体の小さい人では少なめ，大きい人では多めに考える必要があります．心臓のポンプ機能が障害される病気のことを**心不全**といいます

2 冠動脈からの血液供給

- 心臓は24時間休まず絶えず働き続けており，その仕事量をこなすためには，心臓自体も十分な酸素や栄養分を必要とします．それらを供給しているのが**冠（状）動脈**です
- 冠動脈は大動脈弁のやや上方から分岐する動脈で，心筋の周囲を走行しています（図1）．左右に1本ずつあり，それぞれを**左冠動脈，右冠動脈**といいます．左冠動脈はさらに前下行枝と回旋枝に分岐しています
- 冠動脈が狭窄あるいは閉塞することで心臓に十分な酸素や栄養が供給されず，心臓の動きが障害される病気のことを**虚血性心疾患（狭心症・心筋梗塞）**といいます（虚血性心疾患の心電図は**第3章-7**参照）

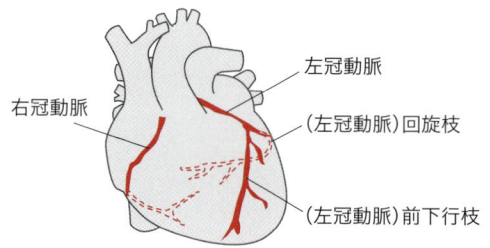

図1　冠動脈の走向

3 全身の血液循環（図2）

- 全身から集められた血液（静脈血）は，上大静脈と下大静脈から心臓の右側に位置する右（心）房・右（心）室に流れ込み，その後は肺動脈を通って肺へと流れて行きます．肺で十分な酸素を蓄えた血液（動脈血）は，左右に2つずつ存在する肺静脈から左（心）房・左（心）室へ流れ込み，大動脈を通って全身に流れて行きます
- 右室―肺動脈―肺―肺静脈―左房までの肺を中心にした血液循環を**肺循環**（または**小循環**），左室―大動脈―全身―大静脈―右房までの全身の臓器や組織を中心にした血液循環を**体循環**（または**大循環**）と呼びます
- 体循環では左心系を通じて全身の隅々まで血液を送り出さなくてはならないため，肺循環に比べて圧が高くなっています（表1）

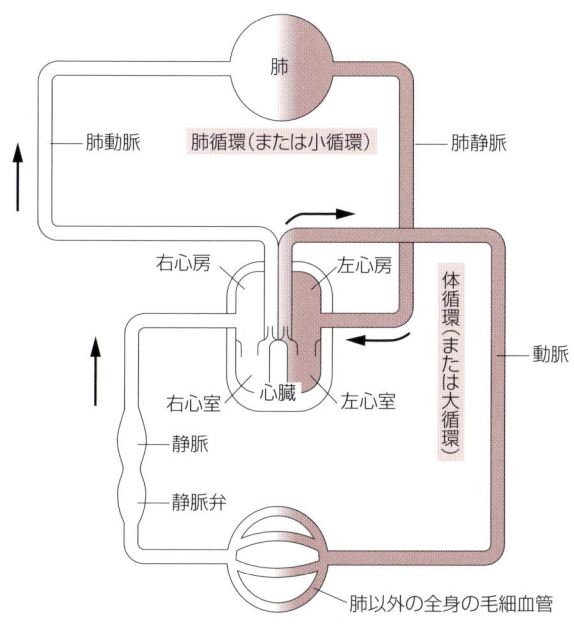

図2 全身の血液循環

表1 体循環と肺循環の平均正常圧

	収縮期	拡張期
体循環	120mmHg	70mmHg
肺循環	20mmHg	8mmHg

第1章 心臓の仕組みと電気の流れ

3 心臓の刺激伝導系

1 正常な電気活動

- 心臓はいわば筋肉の袋ですが，この筋肉（心筋）は他の筋肉と異なり，特殊な働きをもっています．つまり，外部からの刺激がなくても，自分自身で興奮（収縮）をくり返す働きです
- 自分自身で興奮するには，歩調すなわちペースメーカーとしての役割を担う組織が必要になります．それが右房の上方にある**洞結節**です
- 洞結節で起きた電気的興奮（刺激）が左右の心房筋を伝わって房室結節へ入り，His束，左・右脚，そしてPurkinje線維を介して左右の心室筋へ規則正しく伝えられます．このような電気の伝わる仕組みのことを**刺激伝導系**と呼びます（図1）
- 心房筋と心室筋では0.1秒以内の非常に速いスピードで興奮が伝わりますが，房室結節からHis束までは約0.2秒と伝達時間が長いのが特徴です
- 一連の刺激伝導系による電気の流れに何らかの異常が生じ，心拍（脈）が乱れる病気のことを**不整脈**といいます

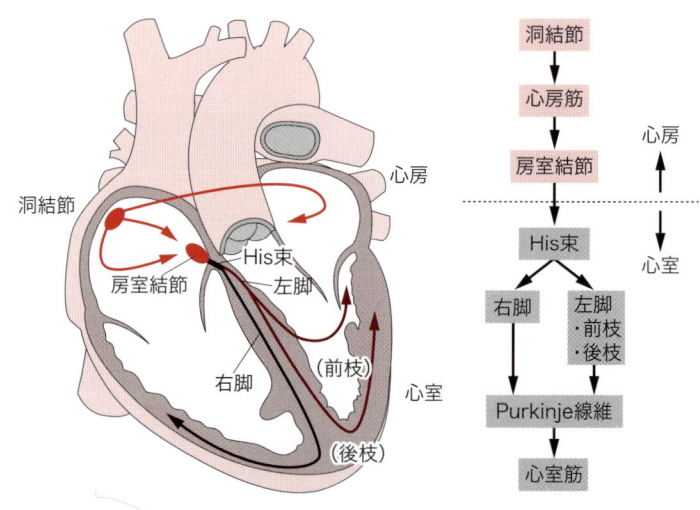

図1 心臓の電気の流れ（刺激伝導系）

2 異所性自動能

- 心臓内には，洞結節が正しく歩調をとれなくなった場合や，途中で伝導が途絶した場合に，洞結節より下位の部位（下位中枢）が自動的に電気を流し，洞結節のような働きをすることがあります．この性質のことを**異所性自動能**と呼びます

- 異所性自動能には，期外収縮のように洞結節調律（50〜100/分）よりも速く（＞100/分）出現するものもあれば，補充収縮のように心拍を補うためにゆっくり（＜50/分）出現するものもあります（期外収縮，補充収縮については**第3章-3参照**）

- 異所性自動能は自律神経活動，特に交感神経活動の過緊張で生じやすく，またそれ以外にも，高血圧の上昇，貧血，冠動脈病変，心筋収縮障害，循環血液量の急激な減少，体液電解質（カリウム，カルシウム）の変動，アシドーシスによる血液pHの上昇などでも生じます

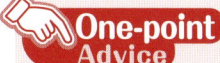

刺激伝導系のキーパスウェイは洞結節と房室接合部！

心臓に電気が流れる仕組みでどの地点がもっとも重要かは，**図1**をみるとよくわかります．1つは発電所としての役割を担う洞結節であり，もう1つは中継地点としての役割を担う房室接合部（房室結節とHis束）です．これら以外のパスウェイ（伝導路）は単一でなく複数あるため，1つが障害されてもバックアップ体制をしくことができ，伝導する時間は長くなるものの，終点（心室筋の末端）まで電気はしっかり流れます．心房筋と心室筋では，一部の心筋が障害されても，全体的な刺激伝導系への影響は少なくなっています．

第2章 心電図のとり方の基本

1 心電図検査の種類

1 検査の種類とその役割

- 心電図検査には,（標準）12誘導心電図,ホルター心電図,運動負荷心電図,モニター心電図,イベント心電図,植込み型心電用データレコーダがあります
- 「標準」という語が頭に付けられているように,心電図検査の基本は**12誘導心電図**です（図1）.これをマスターするとすべての心電図検査の理解が容易になります
- **ホルター心電図**と**運動負荷心電図**は,生理機能検査室の臨床検査技師が中心となって行われる検査です
- **モニター心電図**は簡易心電図の代表的なもので,主に看護師によって管理され,不整脈管理のためだけに使用されます.イベント心電図は患者主導型の心電図検査です
- 植込み型心電用データレコーダは,観血的な手技を必要とする新しい検査法です

2 イベント心電図とは

- イベントレコーダと呼ばれることが多く,患者が手帳ほどの大きさの小型心電計を携帯し,動悸などの不整脈症状を自覚したときにその心電計を胸に当て,ボタンを押すことで心電図を記録する装置です（図2）
- 心電計を持った指（指電極）と胸に接地させた心電計本体（胸電極）の間での心電信号を利用して記録されます

3 植込み型心電用データレコーダとは

- 植込み型ループレコーダとも呼ばれます.小型（USB大）の記録用デバイスを左前胸部の皮下に植え込み,心電図をループ式に記録する新しい医療機器です（図3）
- デバイスの両端が電極として使用され,電池寿命は約3年です
- 自動または手動で,イベント前後30秒ほどの心電図を記録することができます.失神発作などがあり,通常の心電図検査で発作時の心電図をとらえることができない場合に適応になります

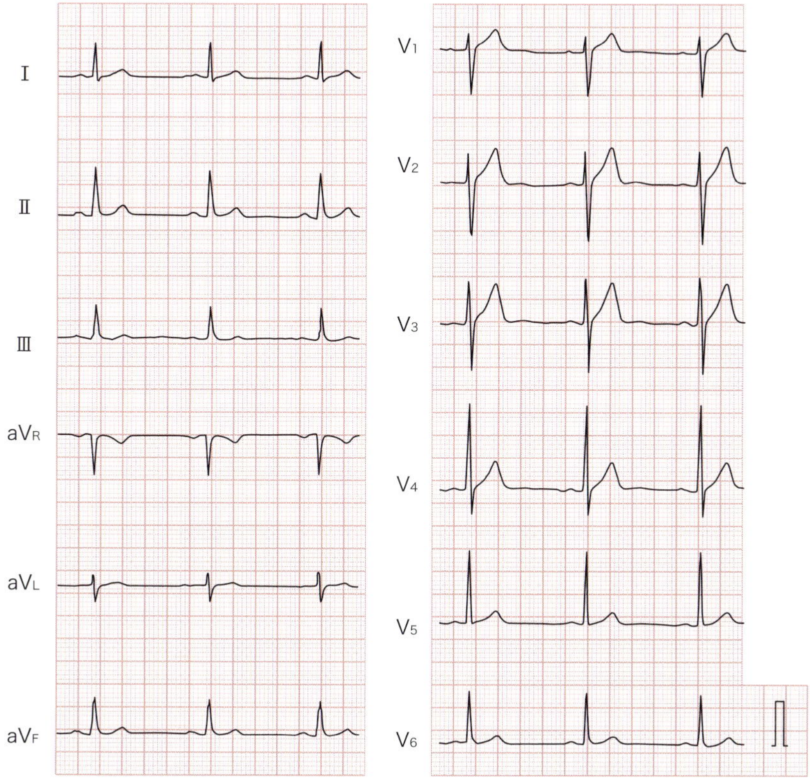

第2章 心電図のとり方の基本

図1 健常成人で記録された12誘導心電図

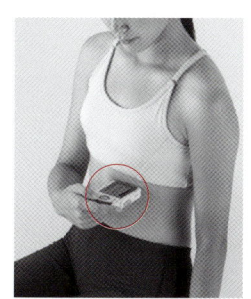

図2 イベント心電図を記録している様子

患者が小型心電計を持ち，胸に当てて自分で心電図を記録します
（画像提供：オムロンヘルスケア株式会社）

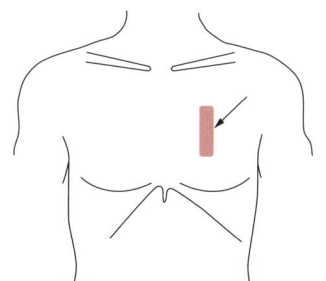

図3 植込み型心電図用データレコーダ

左前胸部の皮下に植え込まれ，自動または手動で心電図を記録することができます

第2章 心電図のとり方の基本

2 心電図の原理

■ 電気の流れと心電図波形の関係

- 心電図を理解するには，アイントーベンの三角形（3つの電極間での電気の流れの関係）について簡単に知っていた方がよいでしょう（**図1**）
- 心電図は双極誘導，すなわち2点電極間での記録が基本であり，電気はマイナス電極からプラス電極へ流れると解釈します．電子の流れと同じ考え方です
- 3つの電極があると3通りの心電図を記録することができます．これは12誘導心電図でのⅠ・Ⅱ・Ⅲ誘導に相当します（**第2章-4参照**）
- 心臓の正常電気軸は左斜め下方（**図2**の ）であるため，この向きと同じ方向にマイナス電極とプラス電極を取り付けると心電図のQRS波は上向きとなります（**図2A**）．マイナス電極とプラス電極を逆にすると，QRS波は下向きになります（**図2B**）
- きれいな心電図（電気信号）をとるには，電極を取り付ける皮膚をきれいにし，電気を寄せつけないアースを設置しなければなりません．3極電源プラグ/3穴コンセントではその1つがアースの役目を担っています（**第2章-3参照**）
- 心電図波形の大きさは体型と密接な関係があります．肥満の患者では痩せ型の患者に比べて脂肪分が多いため電気を通しにくく，心電図の振れが小さくて低電位となります

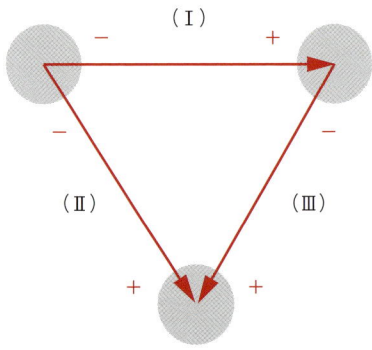

図1 アイントーベンの三角形（双極誘導の原理）

2 記録チャンネル（誘導）数

- 心電計ごとに1回の操作で記録できるチャンネル（誘導）数は決められており，1，3，6，12チャンネルのものがあります
- 12チャンネル同時記録の心電計は，生理機能検査室にしか設置していないことが多く，病棟や外来に置いてあるのは，6チャンネルもしくは3チャンネルのものが多いです
- ホルター心電図では通常2～3チャンネルの心電図を記録しますが，最近では12チャンネルを記録できるものも市販されています
- 運動負荷心電図（トレッドミル法・エルゴメータ法・マスター法）では，必ず12チャンネルの心電図を記録し判定します
- モニター心電図，イベント心電図および植込み型心電用データレコーダでは，単一誘導のみの心電図記録となります
  * p.31の素朴な疑問「Q1.標準心電図の誘導数はなぜ12誘導なのですか？」も参照

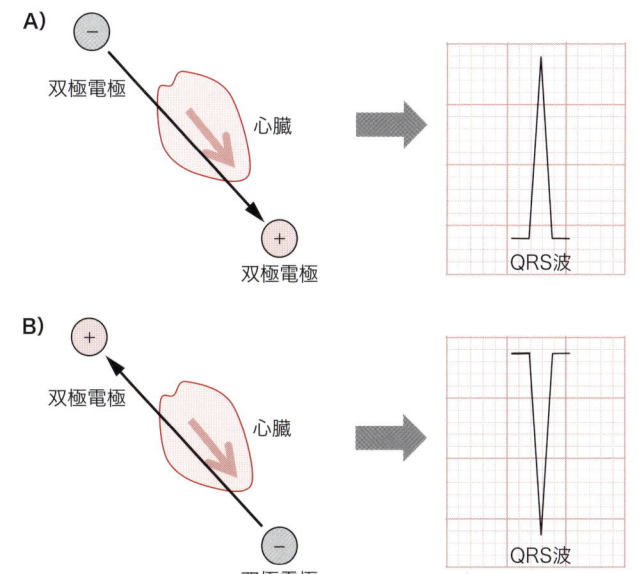

図2　マイナス極およびプラス極の位置とQRS波の向きとの関係

第2章 心電図のとり方の基本

3 心電図記録に必要な器具

1 12誘導心電図記録

- 準備するものは，心電計のほかに（四）肢誘導と胸部誘導の記録用の電極，誘導コード，それに電極装着用のペーストクリーム（ケラチン）です（図1）．ペーストは，皮膚の電気的抵抗を少なくするために使われます
- アースコードについては，最近の心電計（3極電源プラグ/3穴コンセント）ではアース配線が電源コードに内蔵されており，使用しなくてもきれいな心電図を記録することができます．しかし，旧式の心電計ではアースコードを専用の接地端子につないで，交流電流（ハム雑音）をとらなければなりません
- 四肢の電極は（四）肢誘導（Ⅰ・Ⅱ・Ⅲ・aV_R・aV_L・aV_F）の記録に使われ，胸部の電極は胸部誘導（V_1・V_2・V_3・V_4・V_5・V_6）の記録に使われます
- 四肢電極ははさみ式（図1 D），胸部電極はスポイト式（図1 E）で取り付けるのが一般的です．しかし，ICU あるいは CCU などで頻回に心電図を記録する場合は，粘着式の貼り付け電極を用いることもあります

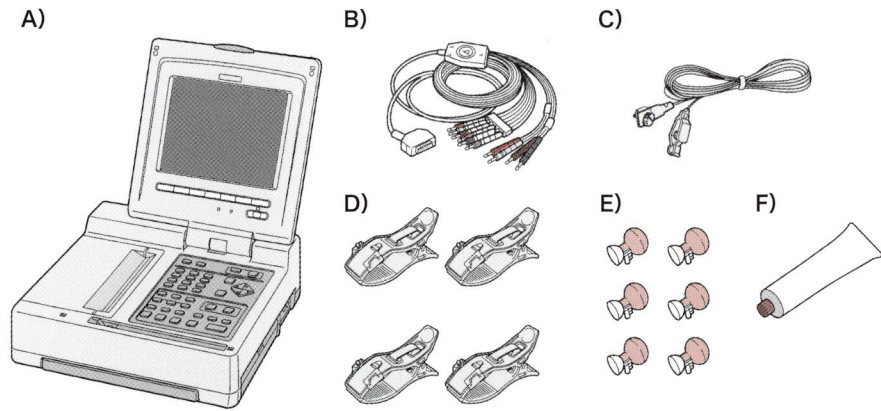

図1　12誘導心電図の記録セット
A) 心電計，B) 誘導コード，C) アースコード，D) 四肢電極（はさみ式）4個，E) 胸部電極（スポイト式）6個，F) ペーストクリーム（ケラチン）

2 モニター心電図記録

- 準備するものは,モニター心電計,送信器,誘導コード・電極,ディスポーザブル電極です(図2)
- 心電図波形は,小型の送信機を介してモニター心電計本体まで送信されます.送信方法としては,無線テレメトリー方式が用いられます.歩行可能な患者であれば,移動中の心電図もモニターできるなどのメリットがあります
- 最近のモニター心電図では,心電図以外にも呼吸数や酸素飽和度(SpO_2)の測定が可能になっているものが多くあります

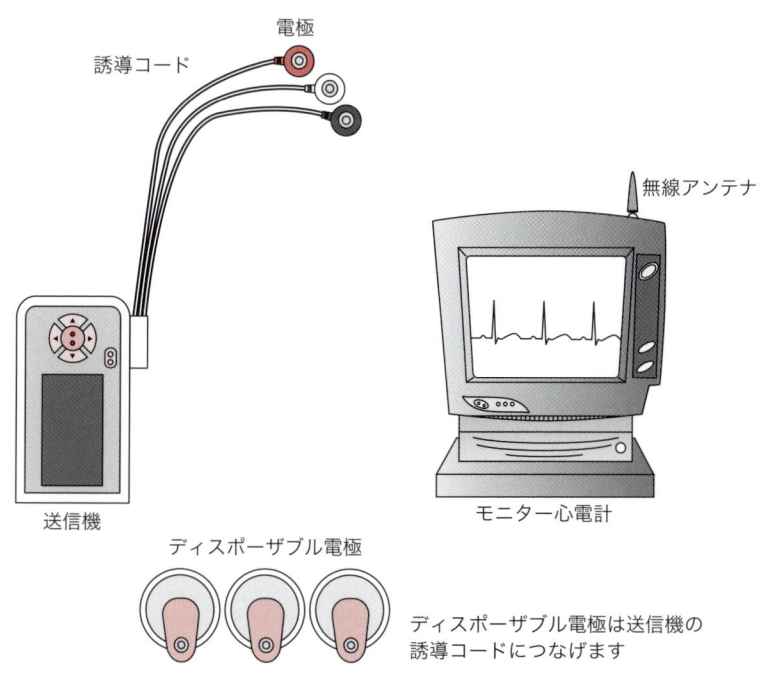

ディスポーザブル電極は送信機の誘導コードにつなげます

図2 モニター心電図記録に必要な機器

第2章 心電図のとり方の基本

4 12誘導心電図のとり方

1 12誘導心電図をとる時のポイント

- 患者を静かに寝かせ，電極を四肢と胸部に付けます．記録するときは，患者に力を抜いて筋肉の緊張を和らげるように指導します．緊張していると筋電図が混入してしまい，きれいな心電図を記録することができないためです

2 四肢誘導

- 四肢の手首と足首に，赤電極（右手首），黄電極（左手首），緑電極（左足首），黒電極（右足首）を付けます
- 黒電極は心電図の記録には直接関係しませんが，記録にあたって混入する交流電流の除去や，人体の安全性を高めるために有用なアースとしての役割を担います
- （四）肢誘導は，双極誘導（Ⅰ・Ⅱ・Ⅲ）と単極誘導（aV_R・aV_L・aV_F）に分けられます．双極誘導は，2点間の電位差を求めることで得られるものです．単極電極は，双極電極の記録に利用される赤・黄・緑電極（関電極）と2つの電極の結合電極（不関電極）との間の電位差を記録することで得られるものです（図1）

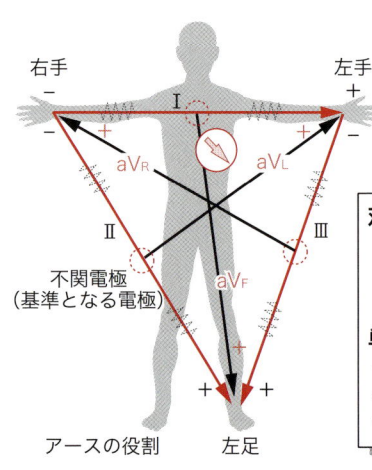

双極誘導
- Ⅰ誘導：左手と右手の間の電位差
- Ⅱ誘導：右手と左足の間の電位差
- Ⅲ誘導：左手と左足の間の電位差

単極誘導
- aV_R誘導：右手電極と左手・左足の結合電極との間の電位差
- aV_L誘導：左手電極と右手・左足の結合電極との間の電位差
- aV_F誘導：左足電極と右手・左手の結合電極との間の電位差

図1　四肢誘導の原理とその概略
⇨は心臓の電気軸の方向を表します

- 不関電極は，心電計のなかで構成されて利用されるので，双極誘導の電極のように直接手で触ることはできません
- Ⅱ，Ⅲ，aV_F誘導は心臓（左室）の下壁を反映する誘導があるため，下壁誘導，Ⅰ，aV_L（および胸部誘導のV_5，V_6）誘導は左側壁を反映する誘導であるため（左）側壁誘導とよばれます

3 胸部誘導

- 胸部誘導はすべて単極誘導，すなわち不関電極と電極装着点の電位差で心電図を記録されるものです
- 不関電極には，四肢の単極誘導の記録で使われる赤・黄・緑電極の中心点が用いられます．そのため，胸部誘導の記録には四肢電極を必ず装着しなければなりません．この原理からわかるように，四肢電極の装着なしに胸部誘導を記録することはできません
- 電極を装着するときのポイントは，まず胸骨を挟んで左右の第4肋間に赤電極（V_1）と黄電極（V_2）を付け，次に茶電極（V_4）を第5肋間鎖骨中線上の点に付けます．そして，V_2とV_4の中間に緑電極（V_3）を付け，黒電極（V_5）と紫電極（V_6）はV_4から垂直におろした点で付けるようにすると素早く装着できます（図2）
- 医師，看護師にかかわらず初心者が心電図を記録するときは，手順に従って正しく電極を付けるようにした方がよいでしょう（第2章-5参照）．心電図がうまく記録されていなければ，正しい心電図診断を行うことができず，誤診を招く恐れもあるためです
- 最近の12誘導心電計は，ほとんどが自動心電計となっていますが，その際にも必ず現在の設定条件と電極が正しく付けられているかを記録前に確認する必要があります

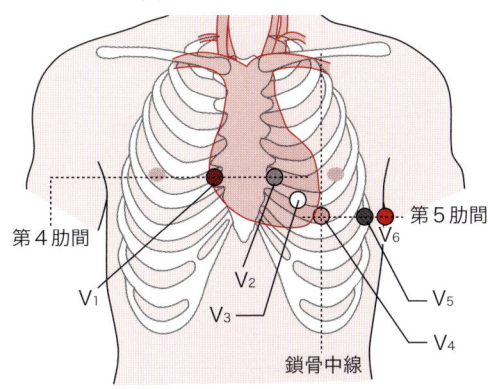

- V_1誘導（赤）：第4肋間胸骨右縁
- V_2誘導（黄）：第4肋間胸骨左縁
- V_3誘導（緑）：V_2とV_4の間を直線で結んだ中点
- V_4誘導（茶）：第5肋間鎖骨中線上の点
- V_5誘導（黒）：V_4と同じ高さで左前腋窩線上の点
- V_6誘導（紫）：V_4と同じ高さで左中腋窩線上の点

図2 胸部誘導（単極誘導）の電極の位置

第2章 心電図のとり方の基本

5 モニター心電図のとり方

1 心電図の表示のしかた

- モニター心電図では，3つの電極（3点誘導）を用いて双極誘導により心電図を描写します．電極は3つ付けますが，実際に使用される電極は2つのみで，描写される心電図波形は1つだけとなります．残りの1つは不関電極として使用されます．双極誘導で心電図を表示するには，必ず不関電極を設定しなければなりません

- 電極の装着は，12誘導心電図のように四肢と胸部に付けるのではなく，胸部のみに付けます．貼り付ける3つの電極の位置は近接しない方がよく，20cm以上の間隔をあけた方がきれいな心電図を記録できます（図1）

- 双極誘導にはⅠ・Ⅱ・Ⅲ誘導がありますが，モニター心電図では一般にⅡ誘導が用いられます．そのため，胸部右上部と胸部左下部に付けた電極で心電図を描写することになります

- 双極誘導ではマイナス極からプラス極に向かっての電気的な流れをみるので，正常な電気軸方向（電気が流れていく全体的な方向）にマイナス極とプラス極を付ければ，心電図のQRS波の振れは上向きとなります

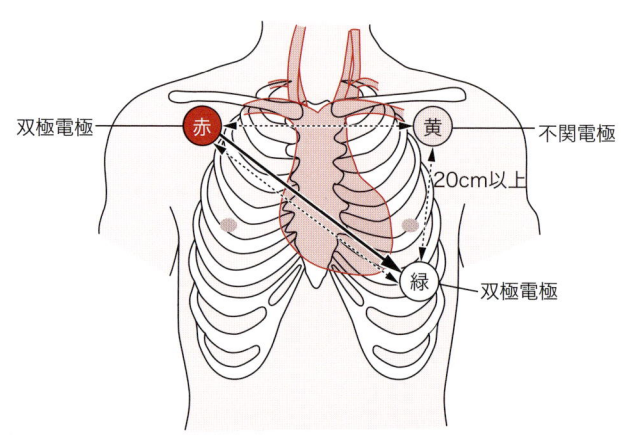

図1　モニター心電図（双極誘導）の電極の位置
➡は双極電極の関係を表します．3つの電極はそれぞれ20cm以上はなします（◀┄┄▶）

- 電極の色は，赤・黄・緑のものと赤・黄・黒のものが市販されていますが，いずれの場合も，Ⅱ誘導での表示を基本としています

2 装着時および使用時のポイント

- 新規患者において使用するときは，必ず送信機の電池を新しいものに入れ替えます．思わぬ事故につながることがあるので，使用したかどうかが分からない電池を使ってはいけません
- 装着時には前胸部の皮膚面をアルコール綿で拭き，皮脂を取り除いてからディスポーザブル電極をしっかりと貼り付けます．皮膚から浮かないように骨上に貼った方がよいでしょう．体毛の多い患者では，剃毛が必要になります
- 電極を取り付けた後は，誘導コードを整理し，患者の体動の邪魔にならないようにします
- 波形が大きいかもしくは小さい場合は感度を変えます．通常，感度は「1」に設定されていますが，波形が小さいときは「2」，逆に大きいときは「1/2」にします（図2）
- 送信機は電池寿命を確認し，電池が切れる前に交換するスケジュールを立てます．1～2日くらいの電池容量を残して交換します

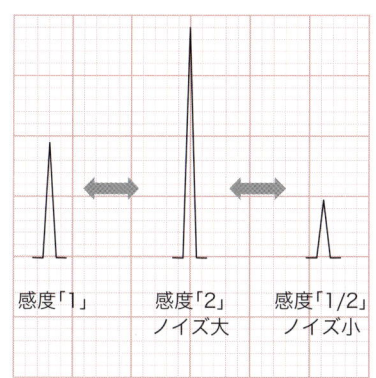

図2　心電図の感度の違いによる QRS波の大きさとノイズの関係

第2章 心電図のとり方の基本

6 ホルター心電図のとり方

1 記録器の種類と特徴

- ホルター心電図は，小型の記録器と比較的大型の解析装置によって構成されます（図1）．記録器にはアナログ式とデジタル式があり，デジタル式を使用することが増えています
- デジタル式記録器は，小型化しているため装着することに対する抵抗が少なく，またアナログ式記録器のように磁気テープを用いないため回転音がなく静かです
- デジタル式記録器の最大の特徴は，記録したデータの再生と解析がきわめて容易なことです．また，心電図を紙ベースではなくモニター上で評価できることもメリットの1つです
- 心電図のほかに血圧，SpO_2，呼吸波形，気管音，体位など記録できるものも開発されています．また，防水型の記録器であれば入浴中の心電図も評価することが可能です

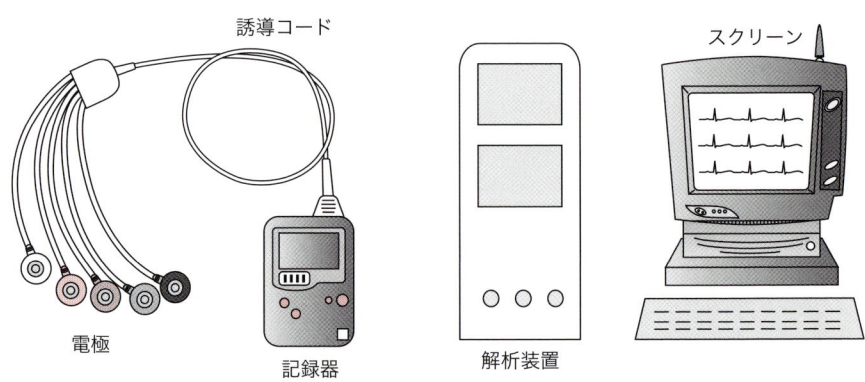

図1　ホルター心電図記録に必要な機器

2 電極の装着と誘導

- 前胸壁に電極を装着し，誘導コードを繋いではずれないようにテープで固定します．装着する電極の数と場所は，使用する機器の記録チャンネル数によって変わります
- 最も使用頻度の高い2チャンネルのホルター心電計では，5つの電極を使用します．そのうちの1つは不関電極として使用されます
- 誘導法は双極誘導を用いますが，Ⅰ，Ⅱ，Ⅲ誘導ではなく，CM_5，CC_5，NASAなどが用いられます
- CM_5誘導は胸骨上端（マイナス電極）とV_5位置（プラス電極），CC_5誘導はV_5と反対側の右側胸部（マイナス電極）とV_5位置（プラス電極），NASA誘導は胸骨上端（マイナス電極）と胸骨下端（プラス電極）で心電図が記録され（図2），CM_5とCC_5誘導はV_5誘導，NASA誘導はV_1誘導に類似した波形となります
- 2チャンネルの機器では，チャンネル1としてCM_5誘導，チャンネル2としてNASA誘導が選択されることが多いです

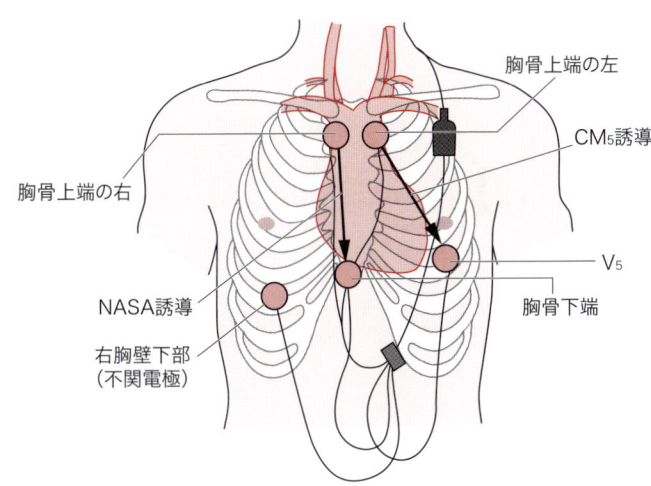

図2 2チャンネルホルター心電図の電極の装着位置

第2章 心電図のとり方の基本

7 アラーム設定

- モニター心電図のアラーム（警報）は，患者の病状観察と機器の適切作動の確認のために使用されますが，どちらかというと前者に重きを置いています
- **医療事故の多くがこのアラームの設定に絡んで発生**するので，病院内で設定条件や消音（警報オフ）などに関しての取り決めを行っておいた方がよいでしょう（図1）
- 患者の病状悪化を知らせるアラームは，心拍数の減少あるいは上昇，心停止，不整脈（心室期外収縮，心室頻拍，心室細動）の発現で鳴るように設定することができます
- 設定が緩いと頻回にアラームが鳴り，危険を知らせるアラーム本来の役目を果たすことができなくなります．逆に，厳しく設定すると，アラームが鳴らずに危険な不整脈を見逃してしまう可能性がでてきます
- 心拍数に関しては，徐脈は50/分以下，頻脈は100/分以上と定義されているので，40/分以下または120/分以上でアラームが鳴るように設定することが多いです
- 患者ごとにアラームの設定条件を変えることはできますが，基本設定は病院内で統一していた方がよいでしょう．思わぬ事故へと発展する可能性があるためです
- さまざまな原因で誤アラームが鳴り止まぬことが時々あるため，「アラームを無視する」あるいは「アラームを切る」ことがありますが，慎重な対応が要求されます
- モニター心電図は，医療従事者に代わって患者の循環動態を常時監視してくれるという利点がある反面，不適切なアラーム設定や機器に対する医療従事者の過信などが患者生命の危険に直結するという問題点もあります

第2章 心電図のとり方の基本

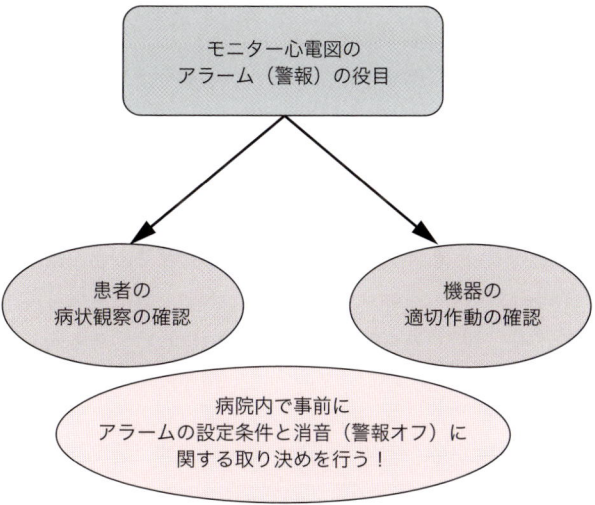

図1　アラームの役割と事前の取り決め

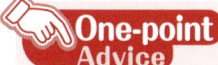 **アラームの設定が適切でなかったことで死亡事故が発生している！**

モニター心電図のアラームに関連した医療事故を防止するポイントは，以下の通りです．

①患者の状態に応じたアラーム域値に設定します
②勤務者がどこで作業をしていてもアラーム音が聞こえるように音量を設定します
③アラームが鳴動した際にも絶対に消音（警報オフ）にせず，一時停止などの機能を活用します
④目視できる場所にモニター画面を置き，作動状況を常に確認できるようにします
⑤勤務交代時や設定変更時にアラームの設定状況を確認します

素朴な疑問 Q&A

Q1 標準心電図の誘導数はなぜ12誘導なのですか？

A. 虚血性心疾患や不整脈などの診断に必要な情報が十分に得られ，同時に日常の診断装置として使うのに適当な利便性があるためです

- 心拍数のモニタリングあるいは心房細動や心室期外収縮などの簡単な不整脈の発現を監視するなら，モニター心電図のような1つの誘導の心電図でも構いません
- しかし，12誘導で心電図を記録すると，P波，QRS波，ST部分，T波などの波形診断により，虚血性心疾患や心肥大などの病態診断や傷害領域の部位診断，電解質異常，薬物の効果判定にも応用できます
- また，鑑別を要する不整脈の診断においても，誘導数が12もあるので診断精度が向上します
- 誘導数を12誘導よりもっと多くすると，今度は心電図をとり付けるのが煩雑となり，検査時間も長くなり，日常臨床における診断装置としての活用性が低下してしまいます
- 心電図の歴史において12誘導が標準となって50年以上経過しますが，12よりも多くの誘導数の記録が一般的となっていない現状を考えると，12誘導の記録というのは**情報量（診断精度）**と**利便性**の両者を天秤にかけて，ちょうど釣り合いのとれた数なのかもしれません（**図1**）

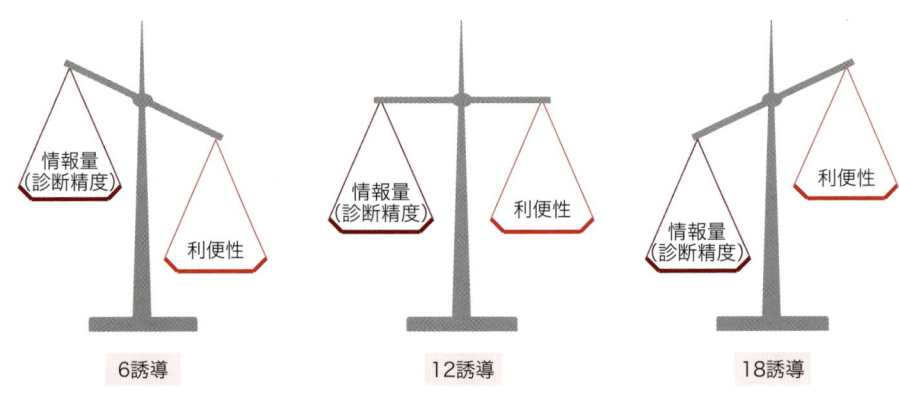

図1　誘導数と情報量の関係

右側胸部誘導はどのようなときに記録した方がよいのですか？

A. 右側胸部誘導は，通常の胸部誘導では診断できない下壁の急性心筋梗塞と内臓逆位症が疑われる場合に行います

- 右側胸部誘導の記録が行われるのは，①急性心筋梗塞で下壁梗塞と診断された場合と②内臓逆位症（胸腹部の臓器の位置が左右逆になる先天異常）が疑われた場合です（図1）

①下壁の急性心筋梗塞で記録する理由は次の通りです

- 右冠動脈の近位部の閉塞で梗塞が生じると，（左室）下壁梗塞のみならず右室梗塞もきたします．右室梗塞の診断は，胸壁の左に電極を付ける通常の胸部誘導では診断することができないためです

- 右側胸部誘導を記録する場合，V_1とV_2誘導は通常の位置とし，V_3～V_6誘導のみを通常とはまったく反対の位置にすることが多いです（急性心筋梗塞については**第5章-3参照**）

②内臓逆位症については，心臓の位置も他の臓器と同じように反対，すなわち胸腔内のやや右側に位置するため，胸部誘導を付ける位置も当然のことながら通常と反対にした方がよいという考え方によります．内臓逆位症では，V_1とV_2誘導の位置も通常と反対の位置につけることが多いです

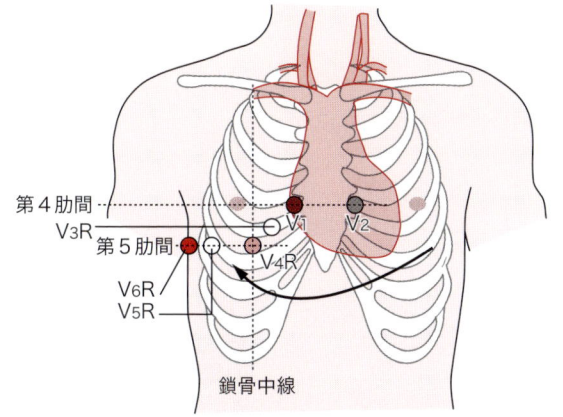

図1 右側胸部誘導の電極の位置

→は通常の左側位置からの移動を表します

Q3 心電図にノイズが混入する原因にはどんなものがありますか？

A. 筋電図や外部からの交流電流が混入すると，心電図にノイズが混入します．心房細動と誤診しないように注意が必要です

- 心電図ノイズの主な原因は，筋電図と外部からの交流電流の混入です
- 患者の四肢筋肉の緊張で筋電図が混入すると，基線がギザギザあるいは，まるで震えたような波形になってP波を認識できなくなり，本来ならシャープなQRS波までもが判別しづらくなってしまいます（図1）．患者をリラックスさせて，筋肉の緊張をほぐすように指導します
- 交流電流の混入については，アースがとれていないのが一番の原因であるため，アースの状態を確認します（**第2章-2〜4参照**）．心電計の近くに交流電流を発する医療機器がある場合は，それを離してから記録します
- 基線のギザギザを心房細動と誤診してしまう若い研修医や看護師がいますが，心房細動のようにRR間隔がバラバラにならないので鑑別は容易です（**第4章-8参照**）

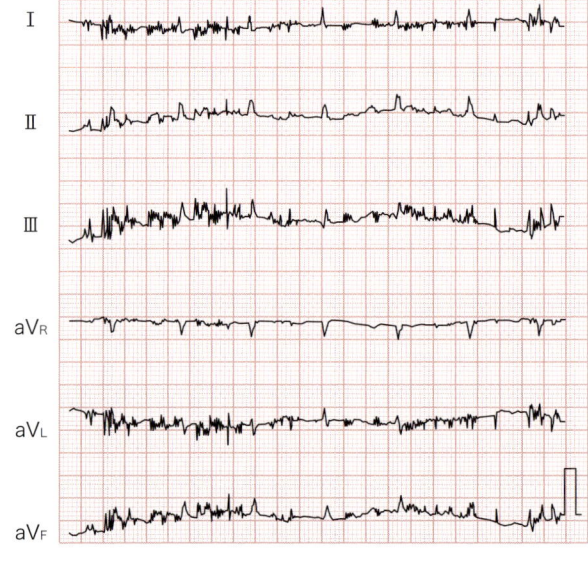

図1

筋電図が混入した健常者の心電図（肢誘導）

細かくて不連続なギザギザした波形を呈するのが特徴です

心電図の**ドリフト**はどのような原因で生じるのですか？

> A. 心電図のドリフトは，電極が皮膚と十分に接触していなかったり，患者が深呼吸したりしている場合に生じます

- 心電図ドリフトの主な原因は，電極皮膚間の接触不良と呼吸（深呼吸）です
- 心電図の基線が大きくドリフトする場合は，電極皮膚間の接触不良である可能性が高く，これは胸部誘導でみられやすいものです（図1）．まず電極が皮膚に完全に密着しているかを確認し，不十分な場合はペーストクリームを付け，再度電極を付け直します
- （深）呼吸によるドリフトは，呼吸に合わせて基線がドリフトしているので鑑別できます．患者に記録中には浅い呼吸をするように指導します

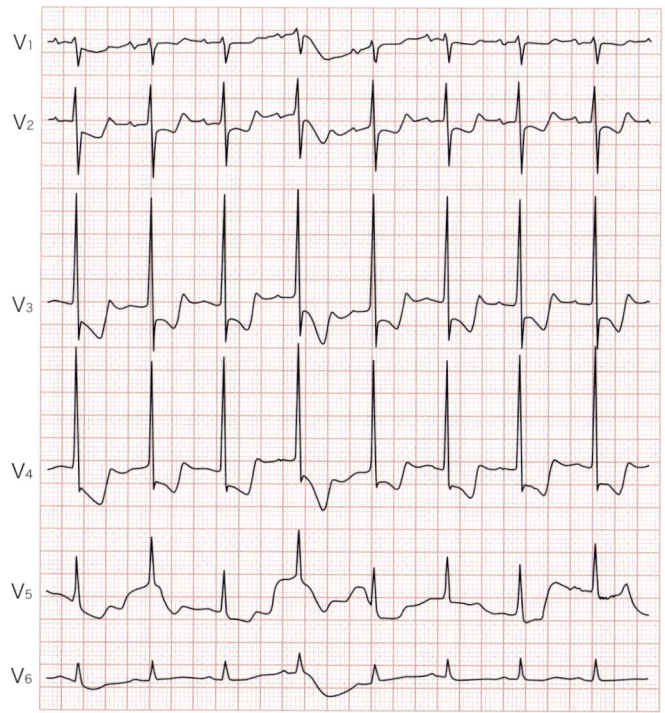

図1
胸部誘導の心電図のドリフト
電極皮膚間の接触不良でドリフトが生じたケースです

第3章 心電図の読み方の基本

1 読み方の原則と確認事項

1 読むときの原則

- 心電図は日常臨床で行われる一般検査の代表ですが，心電図の読みを不得手としている医師は意外に多くいます．初心者の頃は，読み方の原則に沿って心電図を読むことをお勧めします
- 12誘導心電図の読み方の基本は，①記録条件の確認，②調律診断（整・不整），③電気軸と心臓回転の判定，④誘導ごとの波形診断，の順で行うのが原則です（図1）

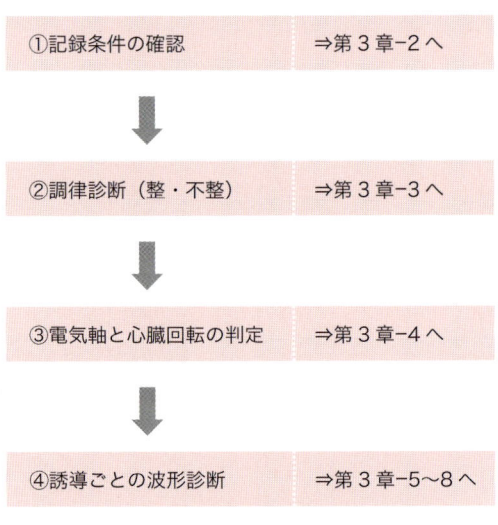

図1　12誘導心電図の読み方の原則

2 読む前の確認事項

- 心電図を正しく読むには，必ず専用の記録用紙を使って心電図を記録します
- 心電図の記録用紙は，太い線と細い線によって区切られており，太い線で囲まれた正方形は5×5 mmの大きさ，細い線は1×1 mmの大きさとなっています（図2）
- 心電図を記録するときの**紙送り速度**は，**1秒間に25 mm**が**標準**です．長時間心電図を記録する場合は，1秒間に10 mmあるいは5 mmまで速度を下げることもあります
- 電位の大きさを表す**上下方向の振れ（感度）**は，**1 cm＝1 mV**が**標準**となっています
- 感度調節スイッチを「1」にすれば，標準感度になります．電位が大きく，所定の幅に入りきらないときには，0.5 cm＝1 mV，すなわち感度を2分の1に切り換えて記録するとよいでしょう
- 感度を変えた場合も必ず標準感度での記録を残すようにします．思わぬ誤診につながりかねないためです．**必ずキャリブレーションを入れる**ようにしておくと，あとで見たときにどのような条件で記録されたかが分かります

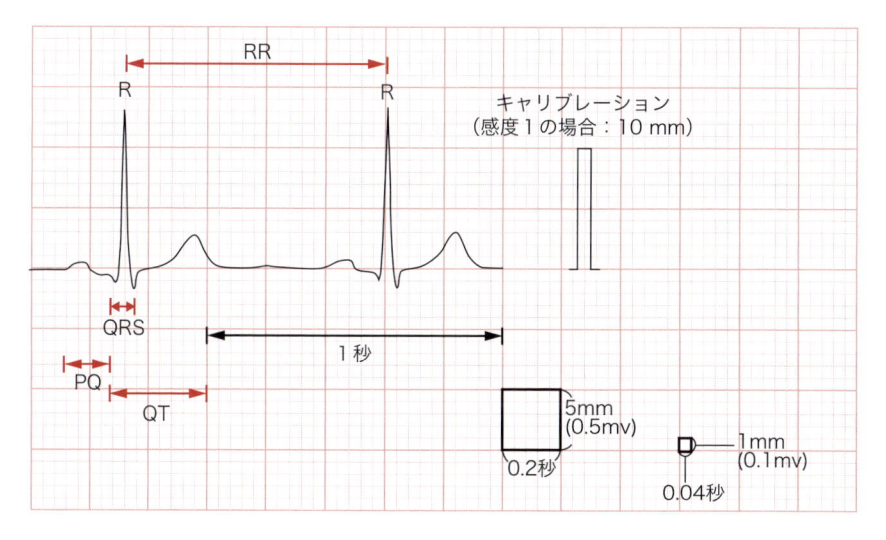

図2　心電図の標準的な記録条件
12誘導心電図の基本はⅡ誘導です．これはその基準となる記録です

第3章 心電図の読み方の基本

2 電極の付け間違い

- 心電図をとるときに最も注意しなければならないのが，電極の付け間違いです．電極を付けた後，記録する前に再確認するようにします．記録条件が異なっていると，あとで正しい心電図診断ができなくなるためです
- 肢誘導の電極を付け間違えると，肢誘導が入れ替わってしまいます（**図1**）．そのため，本来なら上向きに振れるQRS波が下向きになる誘導があります．この場合，軸偏位（右軸偏位，左軸偏位）との鑑別が問題になります（軸偏位については**第3章-4参照**）．電極の付け間違いでは**P波とT波**までもが本来と逆の振れになるので，鑑別は可能です（**図2**）

A）正常

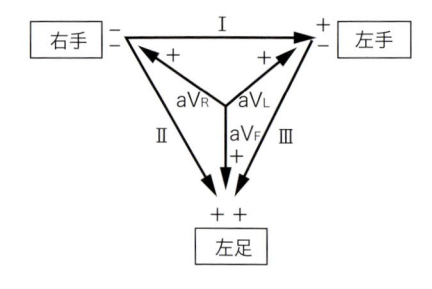

B）右手と左手の電極が逆

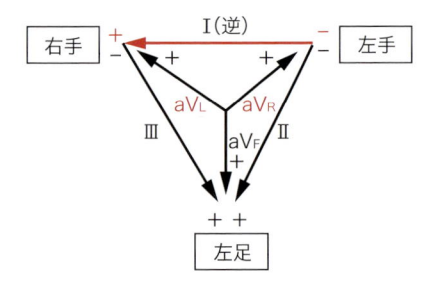

C）右手と左足の電極が逆

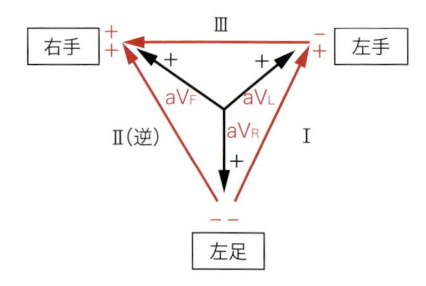

D）左手と左足の電極が逆

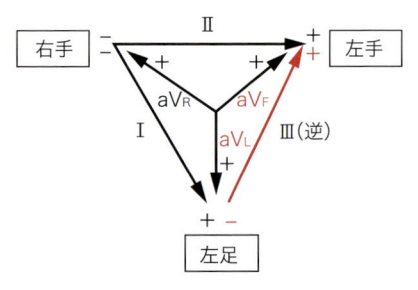

図1　正常の場合と電極を付け間違えた場合の誘導と極性の変化
A）正常，B）右手と左手の電極が逆，C）右手と左足の電極が逆，D）左手と左足の電極が逆

第3章 心電図の読み方の基本

- 胸部誘導で付け間違えたときは，本来ならV_1からV_6誘導になるにつれて，QRS波の振れが下向きから上向きへと徐々に移行しますが，これが急に変わったり，上向きであるはずのQRS波が下向きになったりします

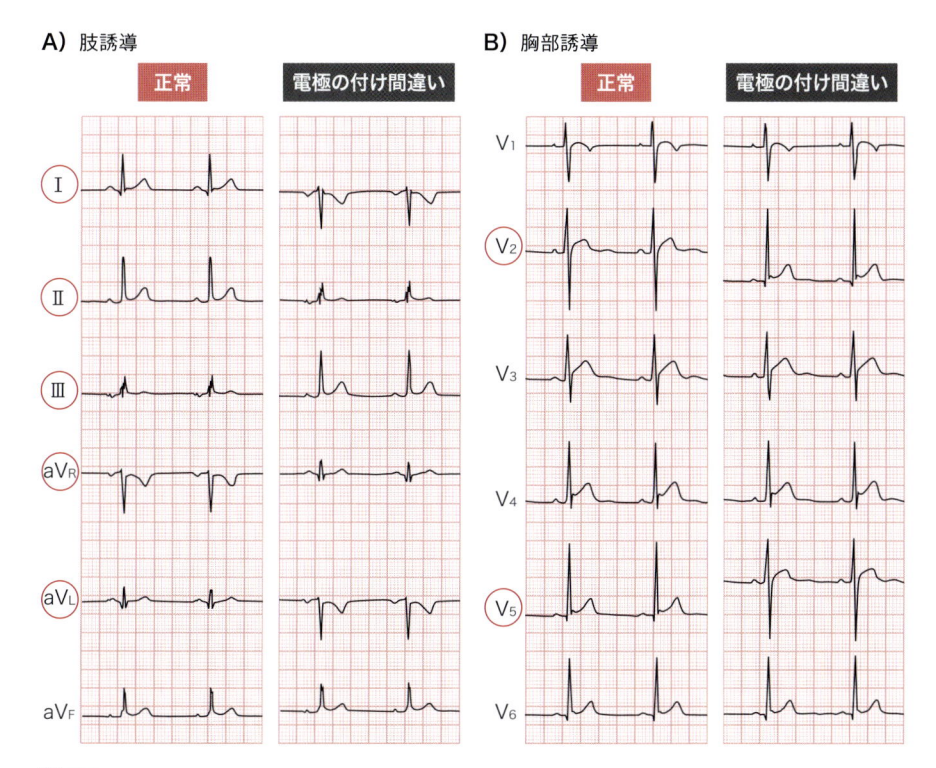

A) 肢誘導　　正常　　電極の付け間違い

B) 胸部誘導　　正常　　電極の付け間違い

図2　正常心電図と電極を付け間違えた心電図の比較
A) 肢誘導における右手と左手の電極（赤と黄）の付け間違い
B) 胸部誘導におけるV_2電極とV_5電極の付け間違い

One-point Advice　初心者のうちは心電図を記録する前に付けた電極の位置を再確認しよう！

カンファレンスや症例検討会をしていて時々電極の付け間違いに気づくことがあります．心電図を見慣れた循環器医であればすぐに間違いに気づきますが，そうでない医師であれば誤診してしまいかねません．患者が急変したときや何かの理由で急に心電図を記録しなければならなかった時に起こることが多いようです．初心者のうちは電極を付けたあと記録する前に，一呼吸置いて電極の位置を再度確認してから記録することを心がけたほうがよいでしょう．

第3章 心電図の読み方の基本

3 調律診断と心拍数の測定

1 調律診断

- まず，調律が整か，不整かを判断します．これはQRS波の頂点であるR波を見て判断します．**R波が一定の間隔で出現していれば整**，していなければ不整と判断します
- ただし，調律は呼吸（14〜20/分）によって若干変動することを知っておきましょう．吸気時にわずかに短縮し，呼気時にわずかに延長します
- 呼吸性の変動は患者によっては顕著なこともあり，**RR間隔が最大と最小で20％以上の差がなければ正常範囲**としてよいでしょう．それ以上の差がある場合は，調律は不整と判断します
- 心拍が通常よりも早期にでた場合は**期外収縮**と呼び，遅れてでた場合は**補充収縮**と呼びます．これらは，本来の刺激伝導系を介した心拍ではなく，心筋の異なる部位から出現していることが多いです（第4章-7，11参照）

2 心拍数の推定

- 調律診断のあとは心拍数を推定します．一般の心電計では，通常，心拍数は自動計測されますが，モニター心電図などの切れ端で心拍数を知るには，計測法を知らなければなりません
- 図1の心電図を見ると，太い線の間隔が0.2秒，細い線の間隔が0.04秒であるため，RR間隔は0.84秒となり，60秒（1分）を0.84秒で割ると1分間の心拍数が算出できます．この例の場合は心拍数71/分と算出されます．正常の心拍数は50〜100/分であるため，この例の心拍数は正常です

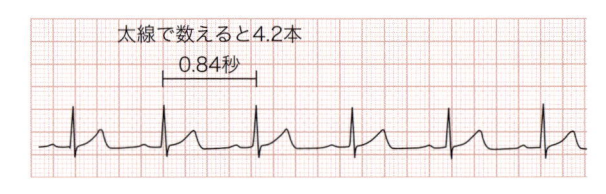

図1 心電図記録（感度が1で紙送り速度が25 mm/秒）

- 簡易法として，300をR波と次のR波の間に縦一列に並んでいる太い線の本数で割るとおよその心拍数を計測できます（図2A）．仮に，太い線が4本あったとしたら，300÷4＝75となり，心拍数は75/分となります．図1の心電図の場合，太線が4，細線が1なので約4.2本の太線が存在し，300÷4.2＝71.42…となり，上述の計算と合うことになります（図2B）．
- 簡易法では，太い線の本数が3本以内であれば頻脈（＞100/分），6本以上であれば徐脈（＜50/分）と判断できます．これは覚えておくと便利です

```
A)
    心拍数(/分) ＝ 60 ÷ R-R間隔(秒)
        または
    心拍数(/分) ＝ 300 ÷ (R波とR波の間の)太い線の本数

B) 図1の場合の心拍数
    60 ÷ 0.84 ＝ 71.42…
        または
    300 ÷ 4.2 ＝ 71.42…
```

図2　心拍数の計算法

第3章 心電図の読み方の基本

4 電気軸と心臓回転の判定

1 電気軸と心臓回転の異常

- 心電図を読む場合は，電気軸と心臓回転の異常を確認しなければなりません（図1）．電気軸は，左脚前枝ブロックや左脚後枝ブロックなどの伝導障害や右胸心などの診断に有用です．心臓回転は，心臓が通常の位置にあるかを判断するのに有用です

2 電気軸とは

- 肢誘導ではaV_R誘導以外の誘導は，上向きの振れとなりますが（第2章-1 図1参照），若い人や痩せた人ではaV_L誘導は下向きの振れになることがよくあります．これは，心臓の電気軸（電気の流れていくベクトル方向）を考えれば分かることです

- 正常の電気軸は0°〜+90°の軽度の左軸を呈していますが，若い人や痩せた人では+90°に近くなります．いわゆる心臓が心尖部を下にして立ったような状態となるので，心臓の電気の流れはaV_L誘導にしてみれば遠ざかる方向になります．そのため，aV_L誘導では下向きの振れとなります

- 逆に，高齢者や肥満の人は，心臓が横に寝たような状態となるため，電気軸は

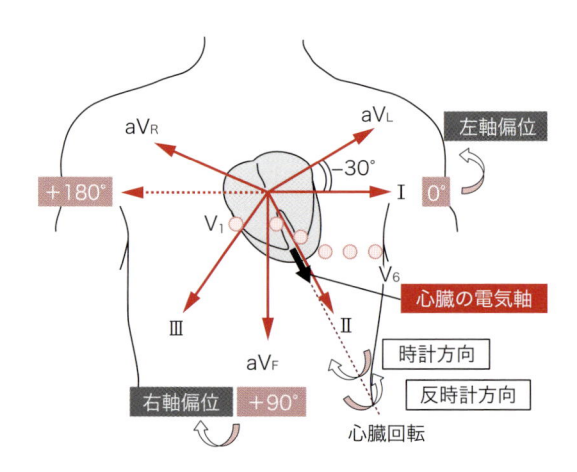

図1 電気軸と心臓回転の異常

0°に近くなり，aV_L誘導では近づく方向となるため，上向きの振れとなります
- 電気軸は，0°より小さい場合を（高度）左軸偏位，90°より大きい場合を右軸偏位と呼びます（図2）

3 心臓回転とは

- 胸部誘導では，電気軸の移行帯（R波とS波の波高がほぼ等しくなる誘導）はV₃誘導が正常とされています．そのため，V₁誘導とV₂誘導は下向きの振れ，V₄〜V₆誘導は上向きの振れとなります
- しかし，これも心臓の縦軸の周囲方向が回転していれば変化します
- 心臓を下から見たときに正常の心臓の位置に比べて右回りに回転している場合を**時計方向回転**，反対に左周りに回転している場合を**反時計方向回転**と呼びます（図3）．仮に，時計方向回転していれば，移行帯はV₄誘導またはV₅誘導になります

A) 正常軸　　B) 左軸偏位　　C) 右軸偏位

図2 電気軸の変化

A) 正常　　B) 時計方向回転　　C) 反時計方向回転

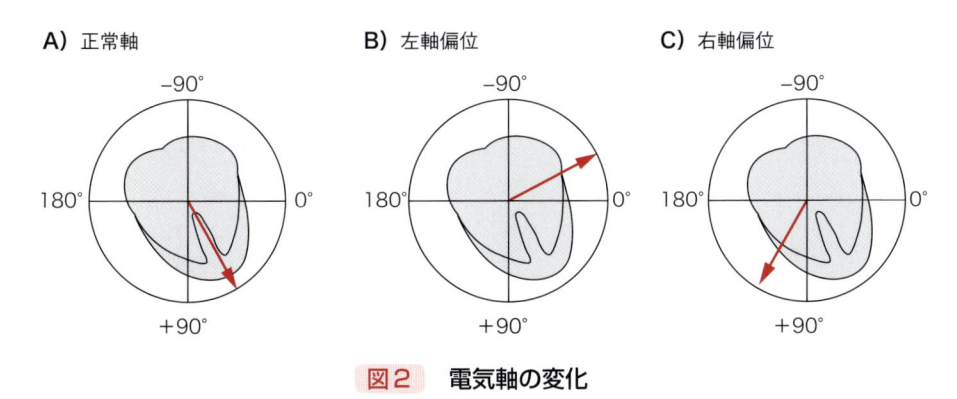

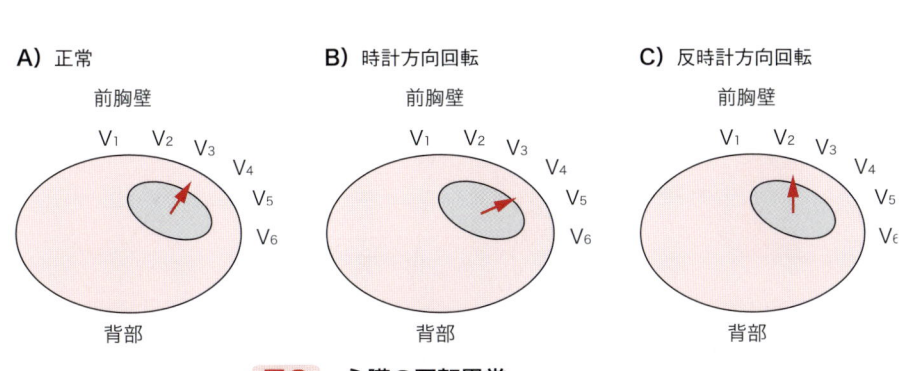

図3 心臓の回転異常
胸部を輪切りにして心臓を下から見た場合の図

第3章 心電図の読み方の基本

5 波形診断のポイント

- 波形診断をするには，心臓における刺激伝導系を介した正常の電気の流れを理解するとよいでしょう（図1）
- 心臓の電気は洞結節→心房筋→房室結節→His束→右脚と左脚（前枝・後枝）→Purkinje線維→心室筋と電気的興奮は伝わっていきます
- この刺激伝導系の流れを理解したうえで，波形の名称とその意味について理解することを勧めます（図2）

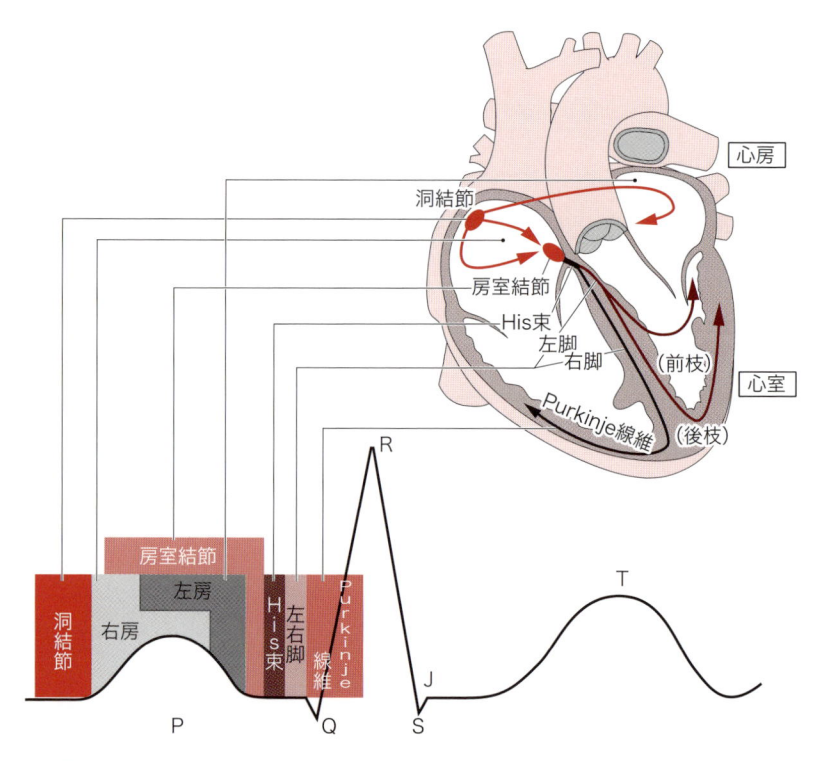

図1 刺激伝導系を介した電気的興奮の伝達と心電図波形との関連性

第3章 心電図の読み方の基本

- 心電図の基本波形はP波，QRS波，T波，ST部分であり，基本計測時間はRR間隔，PQ（PR）時間，QT時間です．それぞれの意味合いを理解する必要があります（表1）
- 心電図の用語として，心筋が電気的に興奮することを**脱分極**，興奮から冷める（脱却する）ことを**再分極**と呼ぶので，覚えるようにしましょう

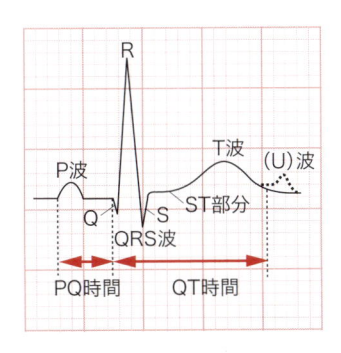

図2 心電図の基本波形

表1 波形の解釈と基準値（Ⅱ誘導）

波形	定義	基準値
P波	心房が興奮している時間帯（心房脱分極相） 正常な心房興奮を反映する波形	幅：0.06〜0.10秒 高さ：1.0〜2.5 mm
QRS波	心室が興奮している時間帯（心室脱分極相） 正常な心室興奮を反映する波形	幅：0.06〜0.10秒 高さ：7.5〜15 mm
T波	心室の興奮が冷める時間帯（心室再分極相） 正常な心室再分極を反映する波形	高さ：2.5〜7.5 mm
(U波)	遅れて生じる心室再分極相 認められないことの方が多い	
ST部分	心室脱分極相から再分極相に移行する時間帯 心筋虚血，心膜炎，Brugada症候群の診断に有用	1 mm以上の偏位なし
RR（PP）間隔	心室（心房）が興奮する間隔を反映 徐脈，頻脈，不整脈の判断に有用	1.2〜0.6秒
PQ（PR）時間	主に房室結節を伝導する時間を反映 房室ブロックの診断に有用	0.14〜0.20秒
QT時間	主に心室の再分極時間を反映 心筋傷害や心室性不整脈易発現性の推察に有用	男性：0.34〜0.44秒 女性：0.36〜0.46秒

第3章 心電図の読み方の基本

6 P波・QRS波

1 P波

- P波は**心房の興奮**（脱分極）を表します（図1）．心房には右房と左房があるので，P波は右房と左房の脱分極の融合波です
- 胸部誘導のV_1誘導では，P波成分の由来を推定できます（図2）．前半成分が右房由来，後半成分が左房由来です．右房負荷の場合は前半（陽性）成分，左房負荷の場合は後半（陰性）成分が大きくなります
- P波にはいくつかの形態があります．陽性P波，陰性P波，二相性P波，二峰性P波，尖鋭P波，平低P波などです（図3）
- P波はaV_R誘導とV_1誘導を除いて上向きの振れ（陽性P波）が正常です．aV_R誘導では下向きの振れ（陰性P波），V_1誘導では二相性P波を示します

2 QRS波（群）

- QRS波は心室の興奮（脱分極）を表します（図4）．心室には右室と左室があるので，QRS波は右室と左室の脱分極の融合波です．右側胸部誘導（V_1・V_2誘導）の初期成分は主に右室由来，左側胸部誘導（V_4〜V_6誘導）の初期成分は主に左室由来です（図5）
- QRS波の振れの向きについては，「**第3章-4 電気軸と心臓回転の判定**」で述べたので，ここでは振れの高さ（振幅）と横幅の広さ（伝導時間）について解説します

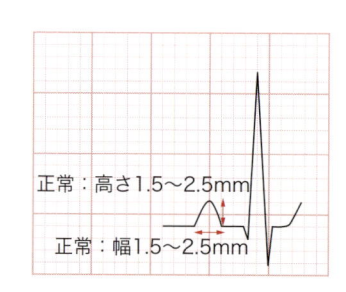

正常：高さ1.5〜2.5mm
正常：幅1.5〜2.5mm

図1 P波の基準値（Ⅱ誘導）

第3章 心電図の読み方の基本

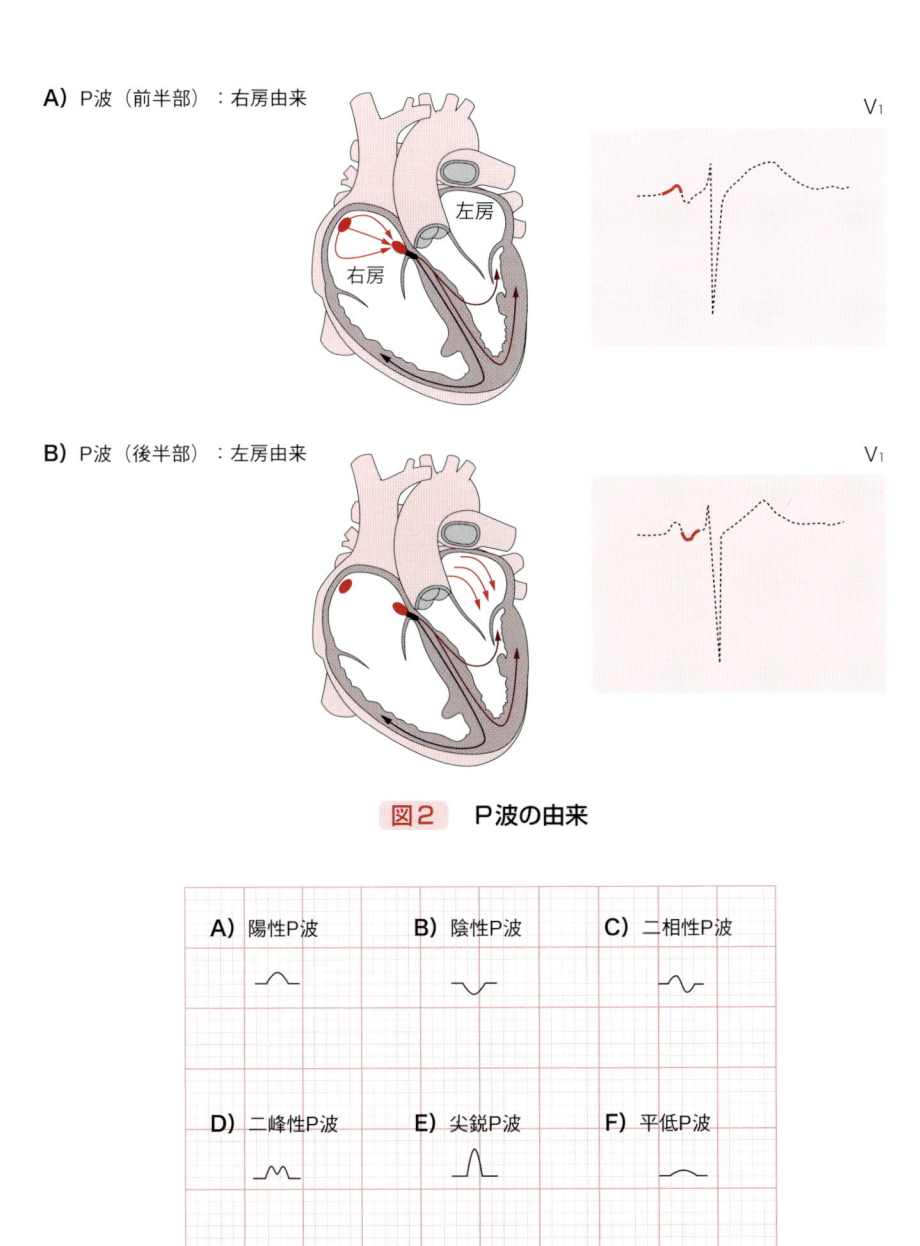

A) P波（前半部）：右房由来

左房
右房

V₁

B) P波（後半部）：左房由来

V₁

図2　P波の由来

A) 陽性P波	B) 陰性P波	C) 二相性P波
⌢	⌣	∿
D) 二峰性P波	E) 尖鋭P波	F) 平低P波
⌒⌒	∧	⌢

図3　P波の種類とその表現法

- **QRS波の振幅が高いということは，心室における起電力が大きいことを意味します．このなかでもっとも典型的なのが左室肥大の場合です（図6A）**
- 左室自由壁が肥大していれば，当然のことながらその部分の起電力が大きくなります．その領域のV₃〜V₆誘導ではQRS波の振幅が大きくなります
- QRS波の幅が広いのは，心室内の伝導時間が長くかかっていることを意味し

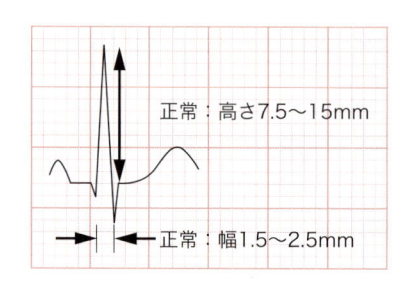

正常：高さ7.5〜15mm

正常：幅1.5〜2.5mm

図4　QRS波の基準値（Ⅱ誘導）

A) QRS波（前半部）：右室由来

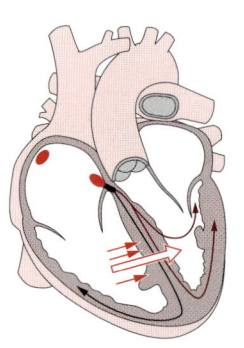

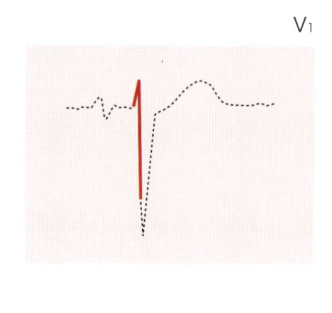

V₁

B) QRS波（後半部）：左室由来

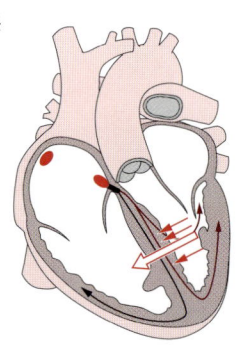

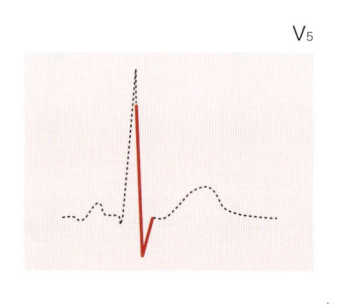

V₅

図5　QRS波の由来

ます．もっとも典型的なのが脚ブロックです（**図6B**）

- 左右いずれかの脚がブロックされていると，片方のみの脚を通ってまず電気が流れ，その後は（通常の伝導系でない）心筋間伝導によって電気が他方に流れるため，より長い伝導時間を要することになります（**第4章-15**参照）
- QRS波のなかでQ波は明瞭でないことが多く，仮に区別できたとしてもごく小さなものです．もし，大きな（異常）Q波が記録されれば，心筋梗塞の既往があると判断します
- QRS波の終末部にノッチが記録されることがあり，**J波**または**ε波**（イプシロン）と呼ばれます（**図7**）．J波は下壁誘導（Ⅱ・Ⅲ・aV_F）または側壁誘導（Ⅰ・aV_L・V_5・V_6），ε波はV_1誘導で記録された場合にこのように呼ばれます
- J波は特発性心室細動との関連で注目されている波形ですが，正常者でも2〜5％の頻度で記録されます．ε波は不整脈原性右室心筋症と関連の深い波形です（**第5章-6**参照）

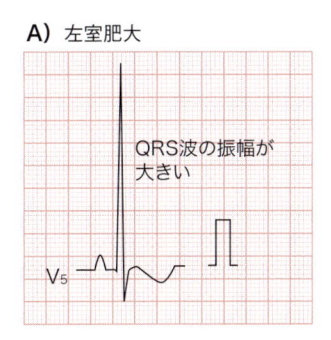

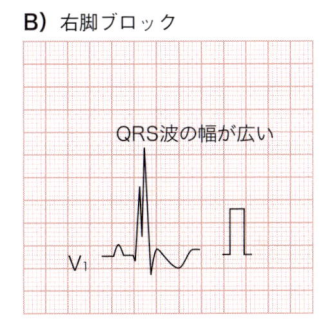

A）左室肥大　　　B）右脚ブロック

図6　QRS波の異常

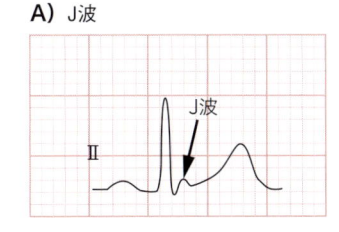

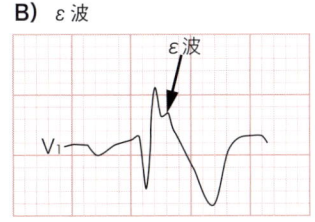

A）J波　　　B）ε波

図7　QRS波終末部の異常（J波とε波）
A）J波，特発性心室細動と関連
B）ε（イプシロン）波，不整脈原性右室心筋症と関連

第3章 心電図の読み方の基本

7 T波・ST部分・U波

1 T波

- T波は**心室の興奮が冷める過程（再分極）**を表します（図1）．心室は心房に比べて心筋が厚いため，興奮（脱分極）から脱却（再分極）する過程までもが心電図で記録されます
- 成人では，V_1誘導とV_2誘導を除いてQRS波と同じ方向の振れを示します．V_1およびV_2誘導ではT波の振れはQRS波と逆で上向きになります（小児〜青年期ではV_1誘導は下向き）
- 心室の再分極には，脱分極より4〜5倍くらい長い時間が必要です．脱分極が刺激伝導系を介して瞬時に行われるのに対して，再分極にはこのような伝導系を介した伝達がないため，より長い時間を要するためです
- T波の異常は心室性不整脈の発現と関連しています．再分極は，いわば心室筋が強く収縮した後の憩いの時間であり，この時間が傷害されるため心室性不整脈が発症するというように考えると理解しやすくなります
- T波の異常には，陰性T波，巨大陰性T波，先鋭T波，平低T波などがあります（図2）

2 ST部分

- ST部分は心室での脱分極から再分極への移行帯で，QRS波とT波の間でやや平坦となる部分です（図3）．虚血性心疾患，急性心膜炎，Brugada症候群の診断に有用です

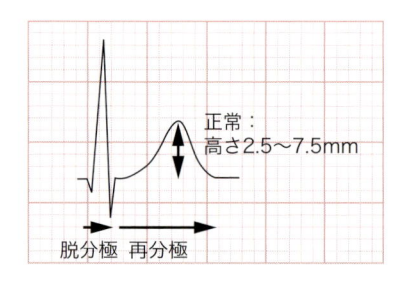

正常：
高さ2.5〜7.5mm

脱分極　再分極

図1 T波の基準値（Ⅱ誘導）

- 虚血性心疾患においては，ST部分は乏血の状態（狭心症）であれば低下し（図4A），壊死（梗塞）が生じると逆に上昇します（図4B）
- Brugada症候群では，上に凸（coved）型のST上昇を示します（図4C）．馬鞍（saddle back）型のST上昇のみであれば（図4D），最近ではBrugada症候群の心電図と呼ばなくなっています（第5章-11参照）

3 U波

- U波はT波に続く勾配の緩やかな波形です．T波と同じく心室再分極過程を反映する波形ですが，遅れて生じる一部の再分極相を反映します

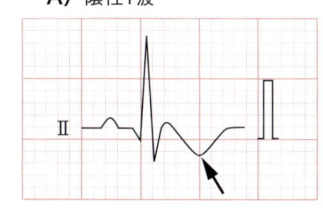

A）陰性T波

B）巨大陰性T波

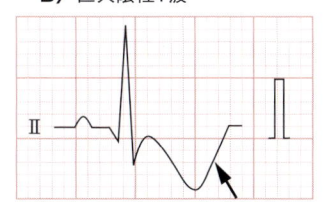

C）先鋭T波

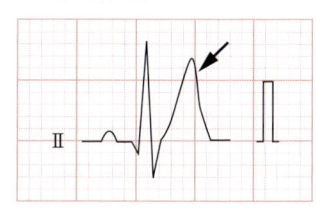

D）平低T波

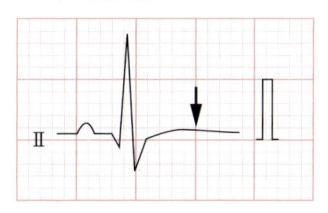

図2　T波の異常

A）陰性T波（下に振れる），B）巨大陰性T波（下に大きく振れる），C）先鋭T波（上に高くとがる），D）平低T波（平坦化する）

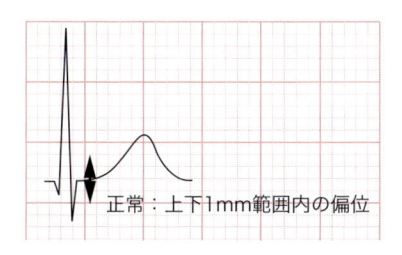

正常：上下1mm範囲内の偏位

図3　ST部分の基準値（Ⅱ誘導）

A) ST低下（狭心症）

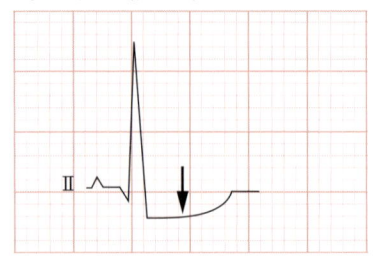

B) ST上昇（急性心筋梗塞）

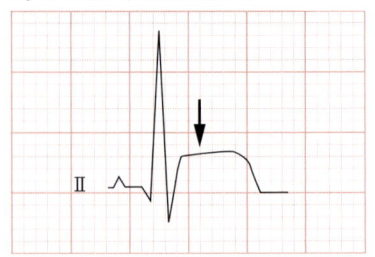

C) 凸（coved）型ST上昇（Brugada症候群）

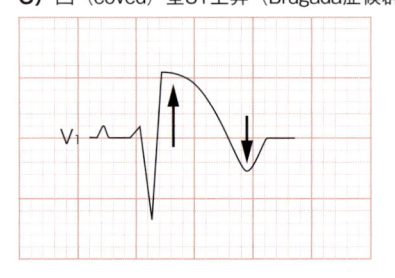

D) 馬鞍（saddle back）型ST上昇

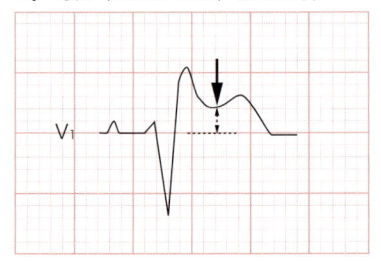

図4 ST部分の異常
矢印は波形の特徴を表しています

第3章 心電図の読み方の基本

8 RR間隔・PQ（PR）時間・QT時間

1 RR間隔

- RR（PP）間隔は**心拍間隔**に相当し，正常では1.2～0.6秒（心拍数に換算すると50～100/分）です．RR間隔が1.2秒以上であれば徐脈，0.6秒以下であれば頻脈と判断されます．RR間隔が不規則であれば（狭義の）不整脈が存在します

2 PQ（PR）時間

- P波の始まりからQ（R）波の始まりまでの時間で，洞結節からHis束までの伝導時間を表します．そのなかでも，特に**房室結節内の伝導時間を反映します**
- PQ時間が＞0.20秒であればPQ時間延長（房室ブロック：図1A），逆に＜0.14秒であればPQ時間短縮（早期興奮症候群）と診断されます（図1B）

A) PQ延長

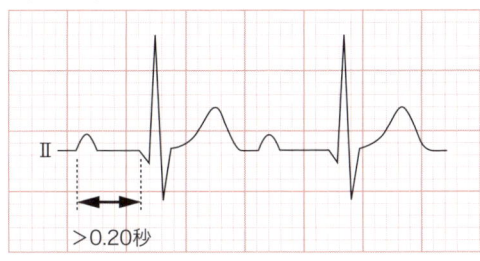

B) PQ短縮

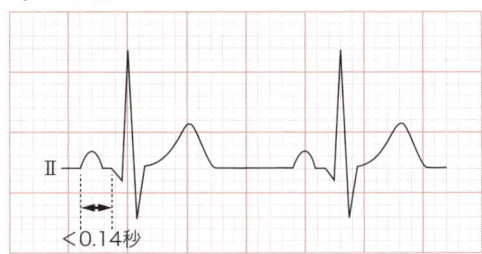

図1 PQ時間の異常

3 QT時間

- Q波の始まりからT波の終わりまでの時間で，心室の脱分極（QRS波）と再分極（T波）を合わせた時間を表します．しかし，QRS波よりもT波の時間，すなわち再分極時間によって変化しやすいことから，再分極の指標として用いられます
- QT時間は，RR間隔で補正〔QT（秒）/$\sqrt{RR（秒）}$〕することがよくあります．その理由は，QT時間は心拍数の影響を受けやすいためです．この場合はQTc時間と表現されます
- QT時間が延長（男性では＞0.44秒，女性では＞0.46秒）していればQT延長症候群（図2A），QTが短縮（男性では＜0.34秒，女性では＜0.36秒）していればQT短縮症候群と診断されます（図2B）

A) QT延長

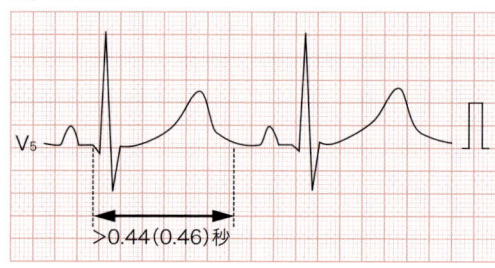

>0.44(0.46)秒

B) QT短縮

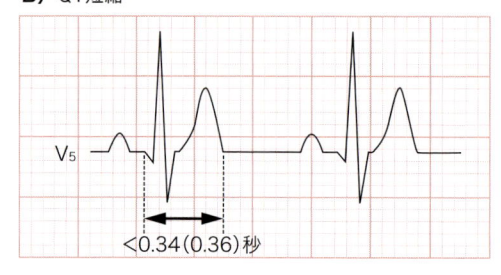

<0.34(0.36)秒

図2 QT時間の異常
（　）内は女性の場合の数値

memo

第4章 不整脈の心電図診断

1 不整脈の定義と分類

1 不整脈の定義

- 不整脈は正常洞調律以外の調律と定義されます
- 正常洞調律では，右房の上方に存在する洞結節で起きた電気的興奮（刺激）が心房内を伝播して房室結節へ入り，His束から右脚・左脚へと伝導し，Purkinje線維を介して左右の心室に規則正しく伝えられます．不整脈を認めるということは，この一連の電気的流れに何らかの異常が生じていることを意味します

2 不整脈の分類

- 不整脈は，その心拍数によって徐脈性と頻脈性に大別されます（表1）．頻脈性はさらに上室性と心室性に分けられます（図1）．上室性とは心房性と房室結節性を合わせた呼び方です
- **上室性**と**心室性**の心電図における違いは，前者が頻脈中には正常と同じく幅狭いQRS波を示すのに対して，後者は幅広いQRS波を示します
- ただし，上室性でも（心室内）変行伝導（aberrant conduction）を呈すると

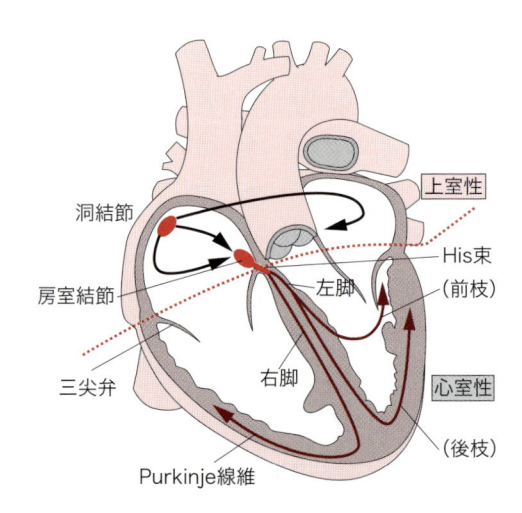

図1 シェーマでみた上室性と心室性の区分

幅広いQRS波を示します．変行伝導とは心拍数依存性の脚ブロックのことです（右脚ブロックのことが多い）

- 「不整脈」を疾患単位として取り扱うときは，表1に示すように調律に異常がなくても正常の心拍数（50〜100/分）よりも速いか（表1）もしくは遅い場合（表1-Ⅱ），また，単に伝導障害を認める場合や（表1-Ⅲ）不整脈をきたすおそれのある病態（心電図症候群・不整脈性遺伝性疾患，表1-Ⅳ）までもが含まれます

表1　不整脈疾患の分類

Ⅰ　徐脈性不整脈（心拍数：50/分以下）※
- 洞不全症候群（Ⅰ〜Ⅲ群）　　⇒第4章-4参照
- 房室ブロック（1〜3度）　　⇒第4章-5，6参照
- 心静止

Ⅱ　頻脈性不整脈（心拍数：100/分以上）

1. 上室性不整脈
   - 洞性頻脈　　⇒第4章-3参照
   - 心房期外収縮　　⇒第4章-7参照
   - 心房頻拍　　⇒第4章-7参照
   - 心房細動　　⇒第4章-8参照
   - 心房粗動　　⇒第4章-9参照
   - 発作性上室頻拍　　⇒第4章-10参照

2. 心室性不整脈
   - 心室期外収縮　　⇒第4章-11参照
   - 心室頻拍　　⇒第4章-12参照
   - torsade de pointes　　⇒第4章-13参照
   - 心室細動　　⇒第4章-14参照

Ⅲ　伝導障害（心拍数は正常）
- 脚ブロック（右脚・左脚ブロック）　　⇒第4章-15参照
- ヘミブロック（左脚前枝・後枝ブロック）　　⇒第4章-16参照
- 2枝ブロック
- 3枝ブロック

Ⅳ　心電図症候群・不整脈性遺伝疾患
- WPW症候群　　⇒第5章-9参照
- QT延長症候群　　⇒第5章-10参照
- QT短縮症候群
- Brugada症候群　　⇒第5章-11参照
- カテコラミン誘発性多形性心室頻拍

※高度の徐脈では補充収縮を伴う

第4章 不整脈の心電図診断

2 不整脈の発生メカニズム（起こり方）

1 徐脈性不整脈とは

- 徐脈性不整脈には，洞（機能）不全症候群と房室ブロックがあります．洞結節もしくは房室接合部の伝導障害で生じます．伝導障害の起こり方には，①**刺激生成能の低下**，②**伝導遅延**，③**伝導途絶**があります（図1）
- 洞不全症候群は，洞結節の刺激生成能の低下あるいは洞房伝導の途絶であり（図1 A，C），加齢が大きな要因であることが多いです
- 房室ブロックは，房室結節またはHis束の伝導の遅延あるいは途絶であり（図1 B，C），徐々に進行することが多いものの，発作的に出現することもあります
- 房室結節は自律神経の影響を受けやすく，迷走神経の亢進で容易に伝導遅延を生じます．ただし，迷走神経が関与する房室ブロックは，Wenckebach型（第4章-5参照）を呈するのが一般的で重篤になることは稀です
- **重症度**は，（主に心室起源の）**補充収縮**が出現するかどうかにかかっており，最も重篤な場合は心静止に至ります

2 頻脈性不整脈とは

- 上室性不整脈には，洞性頻脈，心房期外収縮，心房頻拍，心房細動，心房粗動，発作性上室頻拍があります．心室性不整脈には，心室期外収縮，心室頻拍，torsade de pointes，心室細動があります

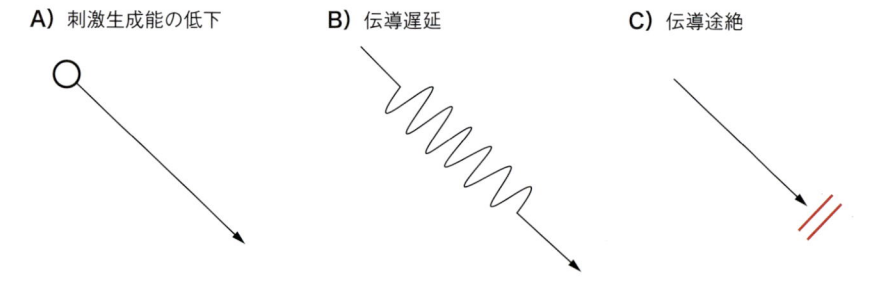

A) 刺激生成能の低下　　B) 伝導遅延　　C) 伝導途絶

図1　興奮伝播の観点からみた徐脈性不整脈の発生メカニズムのイメージ

- 頻脈性不整脈は，①リエントリー，②異常自動能，③トリガード・アクティビティ（撃発活動）の3つのうちのいずれかで生じます．これは，心筋細胞の活動電位記録の観点からみたメカニズムの考え方です
- 興奮伝播の観点からは，①リエントリー，②局所巣状興奮の2つのどちらかによって生じます（図2）．臨床レベルで不整脈を理解するには，この考え方の方が実用的です
- **異常自動能**と**トリガード・アクティビティ**は局所巣状興奮に含まれます．この2つはともに局所から発生する巣状興奮が放射状に伝播するという点で共通し，**持続しない**という特徴（目安として**30秒以下**）も同じです
- **リエントリー**とは再入のことであり，興奮の旋回を意味します．頻脈性不整脈が**持続する**場合，そのメカニズムはリエントリーと考えてほぼ間違いありません
- リエントリーの形成には，解剖学的基盤があって発生する場合（解剖学的リエントリー）と機能的に発生する場合（機能的リエントリー）があります
- 心拍数に応じた呼称を図3にまとめましたので，参考にしてください

A) リエントリー

B) 局所巣状興奮（異常自動能またはトリガード・アクティビティ）

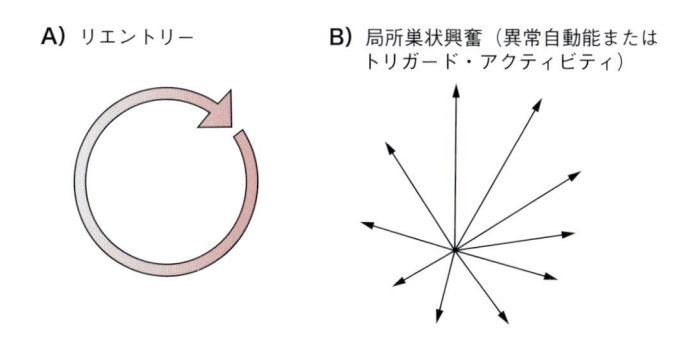

図2　興奮伝播の観点からみた頻脈性不整脈の発生メカニズムのイメージ

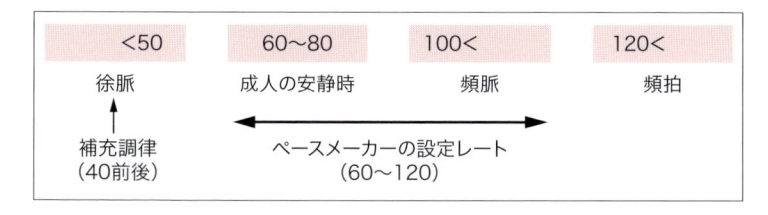

<50	60〜80	100<	120<
徐脈	成人の安静時	頻脈	頻拍
補充調律（40前後）	ペースメーカーの設定レート（60〜120）		

図3　心拍数に応じた呼称

第4章 不整脈の心電図診断

3 洞性徐脈・洞性頻脈

1 洞性徐脈とは

- 洞結節からの正常興奮が単に遅く発せられるもので，心電図ではPP間隔が延長し（1.2秒以上），同時にRR間隔も延長します（図1B）．洞不全症候群の分類ではⅠ群に相当します（第4章-4参照）
- 洞性徐脈は心拍数が50/分以下となるものと定義されています．なかでも臨床的に問題となるのは40/分以下の場合です

2 洞性頻脈とは

- 洞結節からの正常興奮が単に早く発せられるもので，心電図ではPP間隔が短縮し（0.6秒以下），同時にRR間隔も短縮します（図1C）
- 安静時心拍数が100/分以上となったものを洞性頻脈としますが，臨床的に問題となるのは110/分以上の場合です

3 洞性頻脈と洞性頻脈の発生メカニズム

- 図1Dの○は障害部位を示しています．洞結節の自動能（刺激生成能）が低下すれば洞性徐脈，亢進すれば洞性頻脈をきたします

第4章 不整脈の心電図診断

A) 正常洞調律（心拍数72/分）

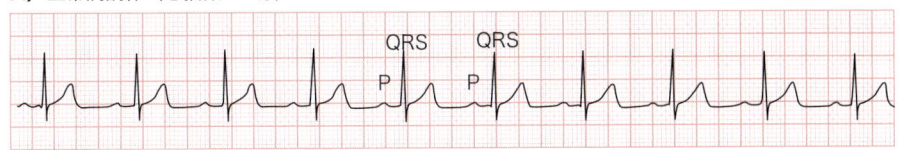

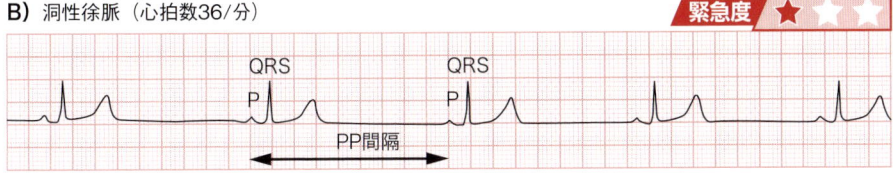

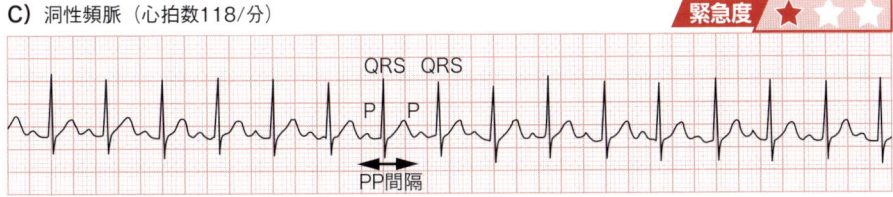

B) 洞性徐脈（心拍数36/分)　緊急度 ★☆☆

C) 洞性頻脈（心拍数118/分）　緊急度 ★☆☆

D) 洞性徐脈・洞性頻脈の興奮伝達

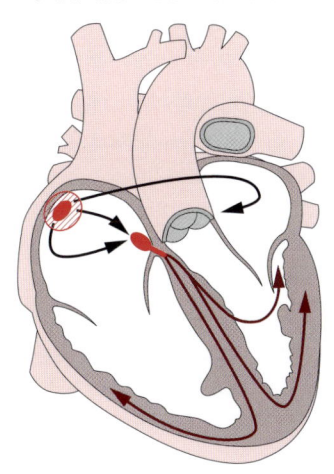

図1　正常洞調律および洞性徐脈と洞性頻脈の心電図とメカニズム

第4章 不整脈の心電図診断

4 洞不全症候群（SSS）

1 洞不全症候群とは

- 洞不全症候群（sick sinus syndrome：SSS）は洞結節の機能不全で高度の徐脈を呈し，Adams-Stokes発作（不整脈によるめまい・失神）をきたすものです

2 Rubenstein分類

- 重症度によってⅠ群からⅢ群に分けられます（Rubenstein分類）．この分類は，治療法を選択するうえでも参考になります

  Ⅰ群：単純な洞性徐脈
  Ⅱ群：洞停止または洞房ブロック
  Ⅲ群：徐脈頻脈症候群

- **Ⅰ群**は単純な洞性徐脈です．ただし，Ⅰ群という呼称は死語となっており，洞性徐脈と呼ぶのが一般的になっています（図1A）
- **Ⅱ群**は正常洞調律において突然にP波が消失することで，2秒以上のRR間隔の延長（ポーズ）をきたすものと定義されています．**臨床的に問題となるのは3秒以上の場合で，洞停止と洞房ブロックがあります**（図1B）
- 洞停止は何ら規則性がなくP波が消失するものであり，洞房ブロックは規則正しいP波の出現周期において，P波が突然に1拍脱落するものです．脱落したときの前後のPP間隔は正常に伝導しているときの2倍になります．頻度としては洞停止の方が圧倒的に多いです
- **Ⅲ群**は別名**徐脈頻脈症候群**と呼ばれ，頻脈性上室性不整脈（主に心房細動）の停止後にP波の出現が高度に遅延するものです．**洞停止**を認めていた患者において，心房細動が発作性に発現し停止すると，洞停止のポーズの時間がより長くなります（図1C）

3 洞不全症候群の発生メカニズム（図1D）

- 図1Dの◎は障害部位を示しています．洞結節の自動能（刺激生成能）が低下することで生じます．頻脈の停止後には自動能の低下がより顕著となります

第4章 不整脈の心電図診断

A) Ⅰ群：洞性徐脈　　　　　　　　　　　　　　　　　　　　　緊急度 ★☆☆

B) Ⅱ群：洞停止　　　　　　　　　　　　　　　　　　　　　　緊急度 ★★☆

　　　　　　　　　　　　　　　　洞停止

C) Ⅲ群：徐脈頻脈症候群　　　　　　　　　　　　　　　　　　緊急度 ★★★

　　　　　　　　　　　　　　洞停止

心房細動

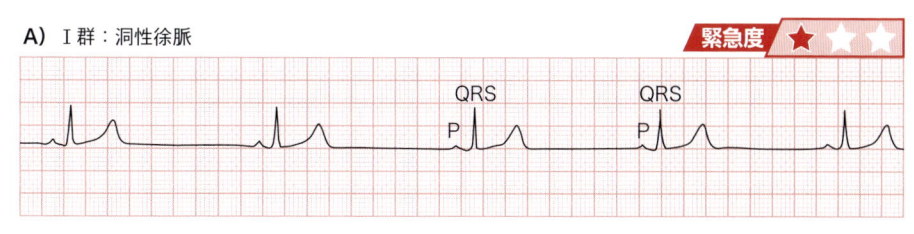

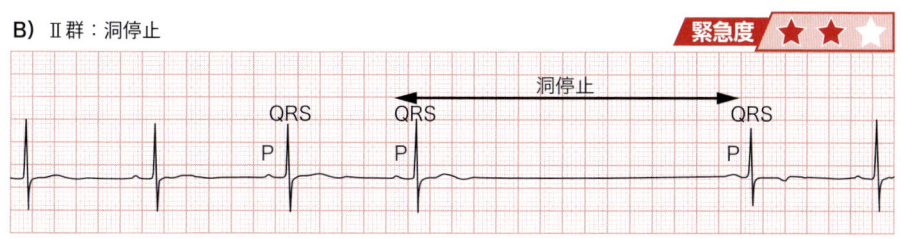

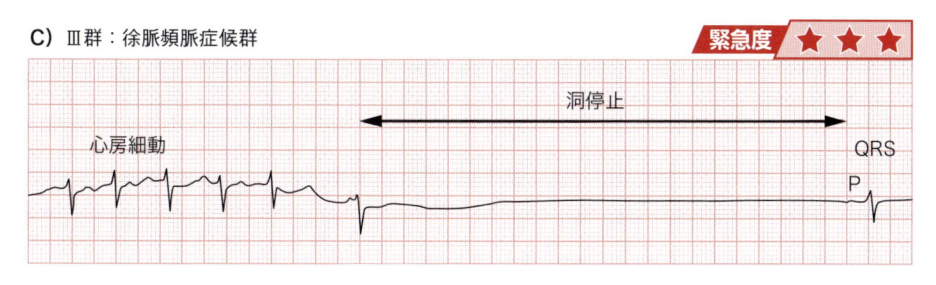

D) 洞不全症候群の興奮伝達

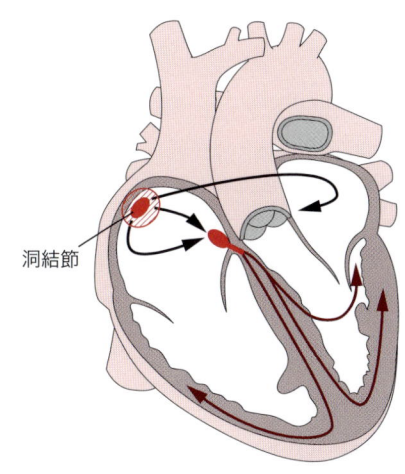

洞結節

図1　洞不全症候群の心電図とメカニズム

第4章 不整脈の心電図診断

5 房室ブロック①（AV block）

1 房室ブロックとは

- 房室ブロック（atrioventricular block：AV block）は，房室結節あるいはHis束の伝導障害で高度の徐脈を呈し，Adams-Stokes発作をきたすものです．重症度により1度から3度に分けられ，危険性が高いのは，2度に分類されるMobitz II型以上の高度な房室ブロックです

1度房室ブロック
2度房室ブロック
・Wenckebach型房室ブロック
・Mobitz II型房室ブロック
・2：1型房室ブロック
・高度房室ブロック
3度（完全）房室ブロック（第4章-6参照）
---

2 房室ブロックの種類

- 1度房室ブロックは単にPQ時間が延長したものです．P波とQRS波は常に1：1に対応します（図1A）
- 2度房室ブロックは正常洞調律において時折QRS波が脱落するものです．Wenckebach型，Mobitz II型，2：1型，高度房室ブロックがあります
- Wenckebach型（別名Mobitz I型）はPQ時間の漸次延長後にQRS波が脱落するもので（図1B），Mobitz II型はPQ時間の延長なしに突然にQRS波が脱落するものです（図1C）
- 2：1型はQRS波が交互に脱落するもので（図1D），Wenckebach型由来とMobitz II型由来があります（前者の方が多い）．高度房室ブロックは3：1以下の伝導比，言い換えれば完全に房室解離（P波とQPS波がつながっていないことを指す用語）していない房室ブロックです（図1E）

3 1度・2度房室ブロックの発生メカニズム

- 図1Fの◎は障害部位を示します．房室誘導部（房室結節とHis束を合わせた用語）の伝導遅延または伝導途絶で生じます

A) 1度房室ブロック　　　　　　　　　　　　　　　　　　　　　緊急度 ★☆☆

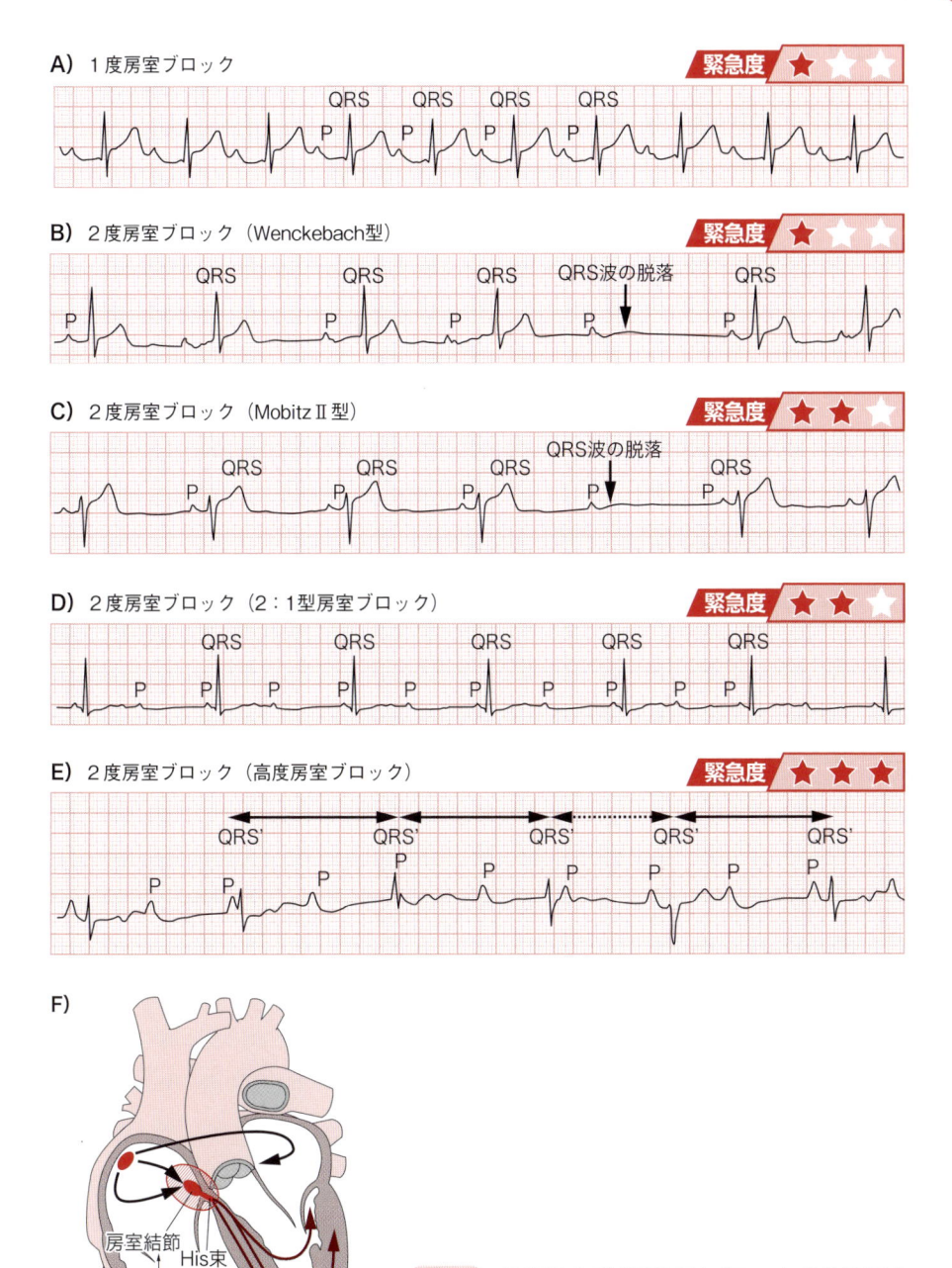

B) 2度房室ブロック（Wenckebach型）　　　　　　　　　　　　緊急度 ★☆☆

C) 2度房室ブロック（MobitzⅡ型）　　　　　　　　　　　　　　緊急度 ★★☆

D) 2度房室ブロック（2：1型房室ブロック）　　　　　　　　　　緊急度 ★★☆

E) 2度房室ブロック（高度房室ブロック）　　　　　　　　　　　　緊急度 ★★★

F)

房室結節
His束
房室誘導部

図1　1度および2度房室ブロックの心電図とメカニズム

Eの◀┄┄▶では，房室伝導ブロックが一時的に回復し，RR間隔が短縮しています

第4章 不整脈の心電図診断

6 房室ブロック②（AV block）

1 3度房室ブロックとは

- 3度房室ブロック（別名**完全房室ブロック**）はP波とQRS波が完全に房室解離したものです
- この場合，心拍を補う目的で心室補充調律（**QRS'**）を示します（**図１A**）．心室補充調律はQRS幅は広いもののRR間隔は等しく，PP間隔と比べて明らかに長くなるのが特徴です

2 発作性房室ブロックとは

- 突然に発症して**心停止**が数十秒にも及ぶものを発作性房室ブロックと呼び，他の房室ブロックと区別して取り扱うことがあります（**図１B**）．障害の程度からいえば，完全な房室ブロックではないので，2度房室ブロックの範疇になりますが，**危険性は完全房室ブロックよりも高いです**
- His束あるいはそれ以下の伝導系の器質的障害で生じることが多いですが，迷走神経活動の亢進で正常心臓においても生じることがあります．そのため，高齢者だけでなく若年者においても認められます

3 3度房室ブロック・発作性房室ブロックの発生メカニズム

- 図１Cの◎は障害部位を示しています．3度房室ブロックはHis束以下の伝導途絶で生じます．発作性房室ブロックもHis束以下の伝導途絶で生じることが多いですが，房室結節の一過性伝導途絶によることもあります

第4章 不整脈の心電図診断

A) 3度(完全)房室ブロック　　　　　　　　　　　　　　　　　緊急度 ★★★

B) 発作性房室ブロック　　　　　　　　　　　　　　　　　　　緊急度 ★★★

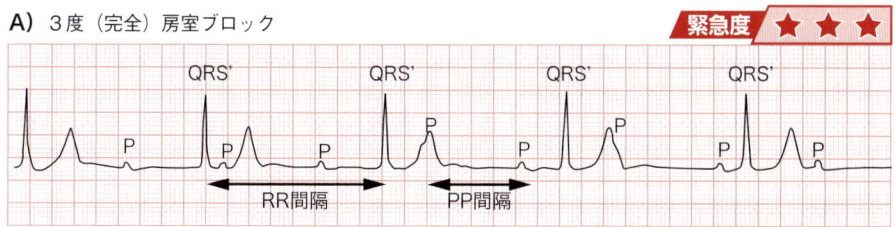

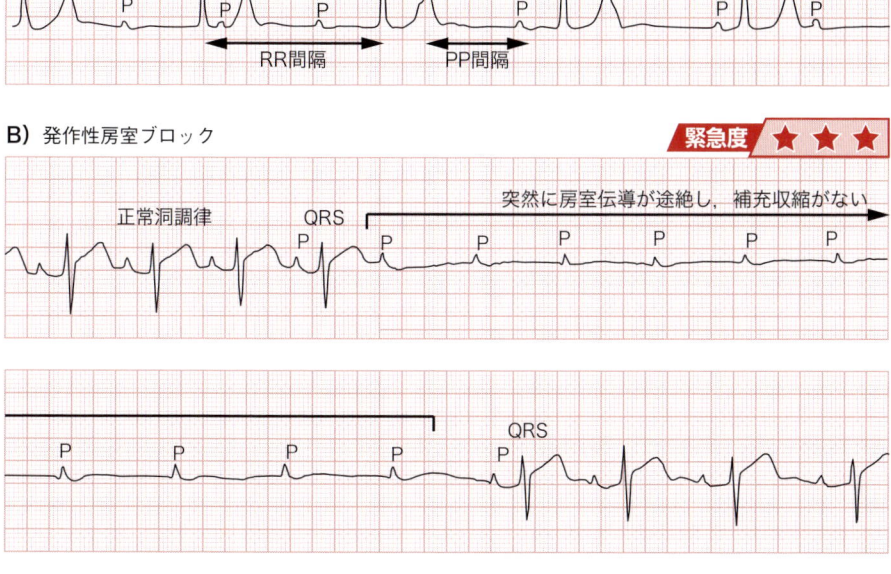

正常洞調律　　QRS　　　　　突然に房室伝導が途絶し，補充収縮がない

C) 3度房室ブロックおよび発作性房室ブロックの興奮伝達

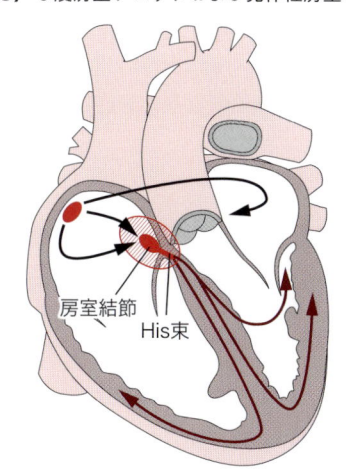

房室結節
His束

図1　3度房室ブロックおよび発作性房室ブロックの心電図とメカニズム

第4章 不整脈の心電図診断

7 心房期外収縮（APC/PAC）・心房頻拍（AT）

1 心房期外収縮とは

- 心房期外収縮（atrial premature contraction：APC，または premature atrial contraction：PAC）は，心房内の異所性の部位から興奮が早期に発せられるもので，正常と異なるP波（**P'波**）が早期にみられます（**図1A**）
- P'波の形がいつも同じであれば単源性，異なれば多源性で複数の箇所から出現していると判断されます
- P'波に続く**QRS波**は通常，正常と同じく幅狭くなります．しかし，かなり早期に出現すると変行伝導を呈するためQRS波は幅広くなります（**第4章-1参照**）．さらに早期に出現すると今度は房室伝導が完全にブロックされ，QRS波が出現しなくなります．この場合は blocked APC と呼ばれます

2 心房頻拍とは

- 心房期外収縮が連続して早期に出現するものです．一般に非持続性で，P波の形状によって**単源性**と**多源性**に分けられます（**図1B**）
- 単源性で持続性かつ規則的であれば，後述する（発作性）上室頻拍と診断した方がよいでしょう（**第4章-10参照**）
- P'波が早く出現して変行伝導を呈するため，心室頻拍のように幅広いQRS波を呈します（**図1C**）

3 心房頻拍・心房頻拍の発生メカニズム

- 図1Dの💥で示されているように，心房内の異所性の部位から興奮が発火することで生じます（異常自動能の亢進）．単発で生じたものが心房期外収縮，連発で生じたものが心房頻拍です
- 図1A〜CのP'は異所性心房波を示します

第4章 不整脈の心電図診断

A) （単源性）心房期外収縮　　　　　　　　　　　　　　　　　緊急度 ★☆☆

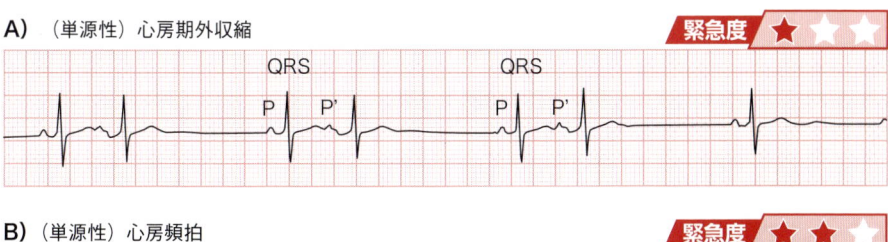

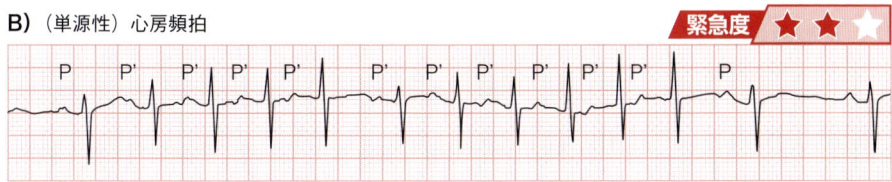

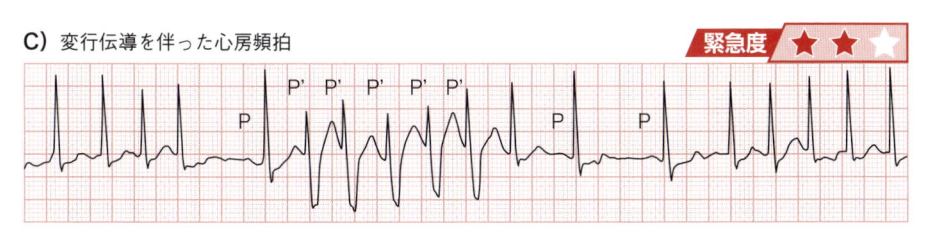

B) （単源性）心房頻拍　　　　　　　　　　　　　　　　　　　緊急度 ★★☆

C) 変行伝導を伴った心房頻拍　　　　　　　　　　　　　　　　緊急度 ★★☆

D) 心房期外収縮・心房頻拍の興奮伝達

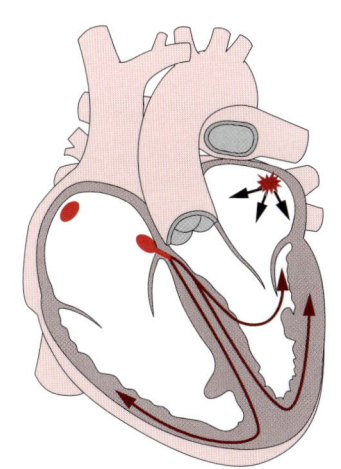

図1　心房期外収縮・心房頻拍の心電図とメカニズム

第4章 不整脈の心電図診断

8 心房細動（AF）

1 心房細動とは

- 心電図では，正常P波が消失し，迅速で**多形態の心房波**を認め，RR間隔が不規則（バラバラ）になります（図1A）．そのため，**絶対性不整脈**とも呼ばれます．細かな心房波の振れを認めることが多いですが，これは診断において必須の条件ではありません
- 心房細動（atrial fibrillation：AF）は一般に頻脈性ですが（図1B），**高齢者で房室結節の伝導性が低下していれば，徐脈性になることもあります**（図1C）
- 慢性心房細動では，細かな心房波の振れは消失し，心房波が平坦にみえることもあります
- 心房細動はRR間隔が**不規則**になることが絶対条件ですが，完全房室ブロックを合併すれば，当然のことながらRR間隔は一定になります

2 心房細動の分類

- 臨床的には，発作の持続時間と自然停止の有無によって分類されます．発作性に出現し7日以内に自然停止するときは発作性，7日以上持続し自然停止しなければ持続性，除細動が不成功あるいは実施されなかったことにより，永久的に持続すれば永続性（慢性）と呼びます（表1）
- 孤立性，弁膜症性などのように，器質的心疾患の有無あるいは種類によって分類されることもあります

3 心房細動の発生メカニズム

- 心房細動は，興奮が心房内をランダムに旋回することで形成されるものです
- 図1Dの➡で示されているように，心房波が心房内をさまよい（無秩序なリエントリー），分裂をしながら伝導することで生じます

第4章 不整脈の心電図診断

A) 心房細動　　　　　　　　　　　　　　　　　　　　　緊急度 ★☆☆

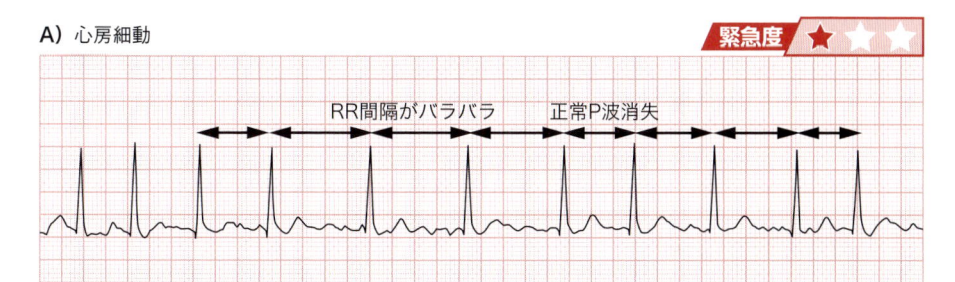

RR間隔がバラバラ　　正常P波消失

B) 頻脈性心房細動　　　　　　　　　　　　　　　　　　緊急度 ★★☆

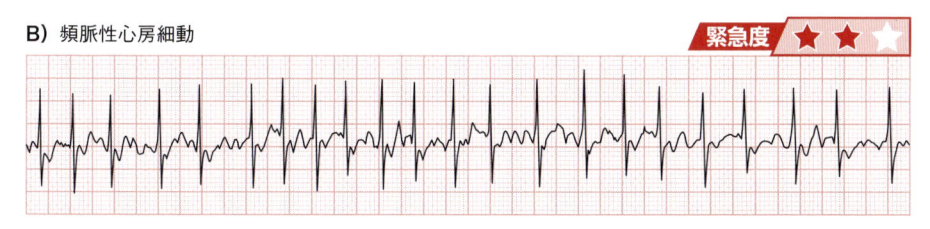

C) 徐脈性心房細動　　　　　　　　　　　　　　　　　　緊急度 ★★☆

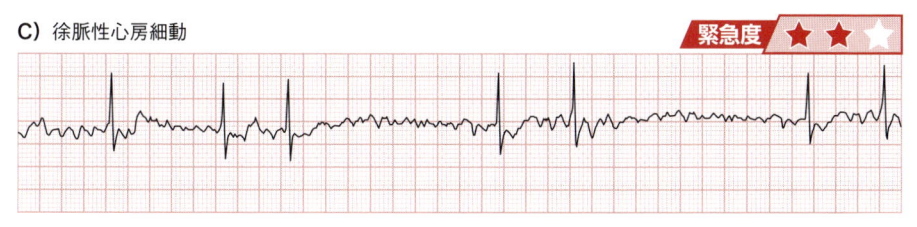

D) 心房細動の興奮伝達

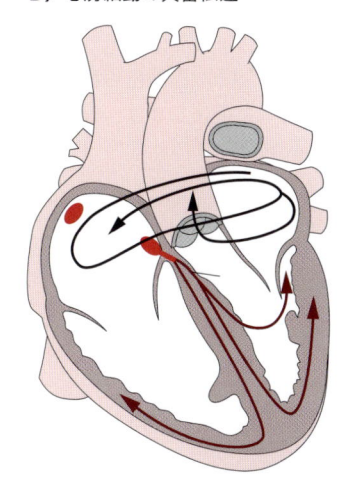

表1	心房細動の分類
Ⅰ．心拍数	・頻脈性
	・徐脈性
Ⅱ．発作の持続	・発作性
	・持続性
	・永続性（慢性）
Ⅲ．器質的心疾患の有無	・孤立性
	・弁膜症性

図1　心房細動の心電図とメカニズム

第4章 不整脈の心電図診断

9 心房粗動（AFL）

１ 心房粗動とは

- 通常型心房粗動（atrial flutter：AFL）では，下壁誘導（Ⅱ，Ⅲ，aV$_F$）において**鋸歯状波（ノコギリ波）**が認められます（図１A）．粗動周期は通常300/分前後であり，２：１あるいは４：１のように偶数伝導比となることが多いですが（図１B），さまざまな伝導比が混在することもあります

２ 非通常型心房粗動とは

- 興奮波（リエントリー）が三尖弁周囲でなく他の領域を旋回することもあり，この場合は非通常型心房細動と呼ばれます
- 非通常型心房粗動では，通常型よりも頻拍周期が速く，鋸歯状波ではない単一形態の粗動波がみられます

３ 心房粗動の発生メカニズム

- （通常型）心房粗動は，興奮波（リエントリー）が三尖弁周囲を反時計方向に旋回することによって形成されるものです（図１C）
- （通常型）心房粗動は図１Cの ➡ で示されているように，心房内の興奮波（リエントリー）が三尖弁周囲を規則正しく旋回することで生じます．非通常型心房粗動では，興奮波が三尖弁周囲でなく異なる領域を旋回します

A）（通常型）心房粗動

緊急度 ★☆☆

4：1伝導　2：1伝導　　　　　鋸歯状波　正常P波消失

B）2：1心房粗動

緊急度 ★★☆

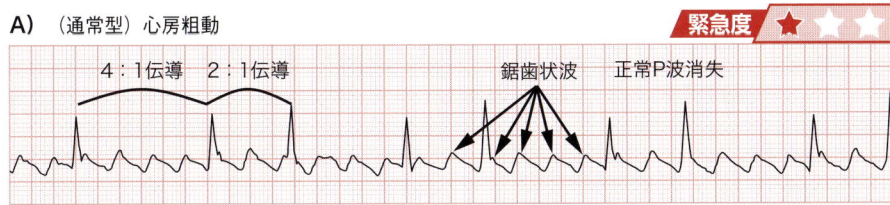

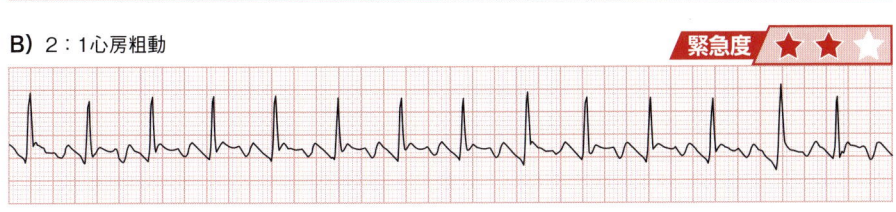

C）心房粗動の興奮伝達

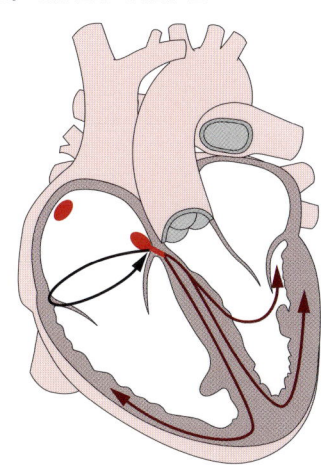

図1　（通常型）心房粗動の心電図とメカニズム

第4章 不整脈の心電図診断

10 発作性上室頻拍（PSVT）

1 発作性上室頻拍のメカニズムと心電図

- 発作性上室頻拍（paroxysmal supraventricular tachycardia：PSVT）は，リエントリーをメカニズムとする頻拍の代表であり，房室結節と異常伝導路の間でリエントリーが形成されます（図1C）
- 突然発作して，心拍（RR）間隔が規則的な正常QRS波の頻拍が持続し，それが突然停止するのが特徴です
- 図1Cの ■ は房室接合部に存在する異常伝導路を示します．興奮波（リエントリー）が房室結節と異常電動路との間を規則正しく旋回することで生じます

2 発作性上室頻拍の分類

- 発作性上室頻拍はリエントリーの形成の仕方あるいは形成する場所によって4つのタイプに分けられます

  ①房室回帰性頻拍（atrioventricular reciprocating tachycardia：AVRT）

  ②房室結節リエントリー性頻拍（atrioventricular nodal reentrant tachycardia：AVNRT）

  ③心房リエントリー性頻拍（atrial reentrant tachycardia：ART）

  ④洞結節リエントリー性頻拍（sinus nodal reentrant tachycardia：SNRT）

- 頻度としては房室回帰性頻拍と房室結節リエントリー性頻拍が多く，この2つで全体の90％以上を占めます
- **房室回帰性頻拍**はWPW症候群に起因するもので（第5章-9参照），房室結節と副伝導路（Kent束）の間でリエントリーを形成します．**逆行性P波（図1AのP'）がQRS波の直後**にみられます（図1A）
- **房室結節リエントリー性頻拍**は房室結節二重伝導路に起因するもので，本来の房室結節と遅伝導路と呼ばれる異常房室結節の間でリエントリーを形成します．逆行性P波（図1BのP'）が**QRS波とほぼ同時に出現**するため，逆行性P波はQRS波に隠れてみえません（図1B）
- 心房内あるいは洞結節を絡めてリエントリーを形成することもありますが，頻度としては少ないです

第4章 不整脈の心電図診断

A) 房室回帰性頻拍　緊急度 ★★☆

RR間隔が規則的

P' P' P' P' P'

B) 房室結節リエントリー性頻拍　緊急度 ★★☆

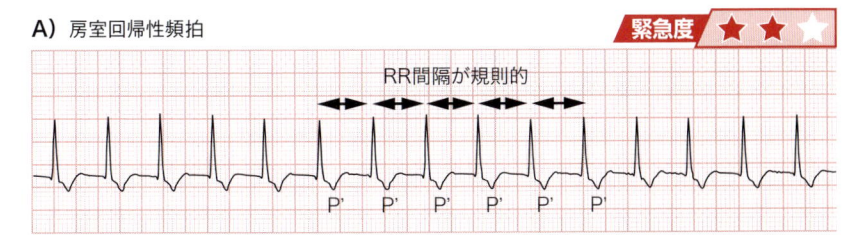

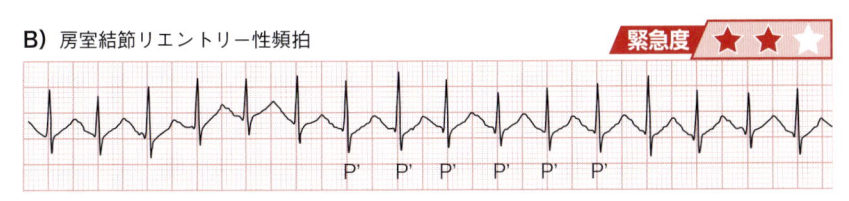

P' P' P' P' P'

C) 発作性上室頻拍の興奮伝達

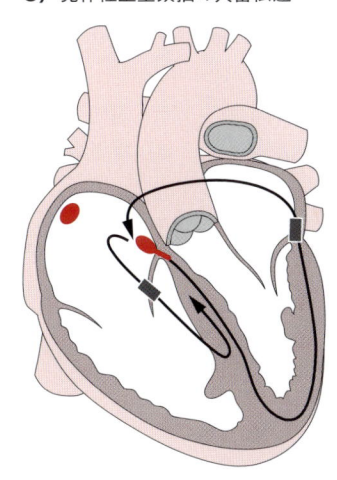

図1　発作性上室頻拍の心電図とメカニズム

第4章 不整脈の心電図診断

11 心室期外収縮（VPC / PVC）

1 心室期外収縮とは

- 心室期外収縮（ventricular premature contraction：VPC，または premature ventricular contration：PVC）は，心室内の異所性の部位から興奮が早期に発せられるもので，幅広いQRS波（QRS'波）が早期にみられます

2 心室期外収縮の分類

- QRS波の形態により**単源性**と**多源性**（図1A），出現頻度により**散発性**と**多発性**（目安として10/分以上）に分けられます
- 出現の仕方によって2段脈（正常波と心室期外収縮が交互に出現），3段脈（2：1の頻度で出現），2連発（連続して2発出現：図1B）などのように呼ばれます
- 心室期外収縮がT波上に出現するときは危険性が高いため，R on T型と区別して呼ばれます

3 心室期外収縮の発生メカニズム

- 図1Cの💥で示されているように，心室内の異所性の部位から興奮が発火することで生じます．図1Bの＊が2連発の心室期外収縮です

第4章 不整脈の心電図診断

A) （多源性）心室期外収縮　　緊急度 ★ ☆ ☆

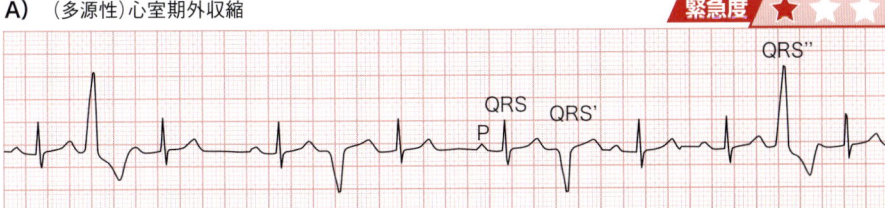

B) （全連発）心室期外収縮　　緊急度 ★ ☆ ☆

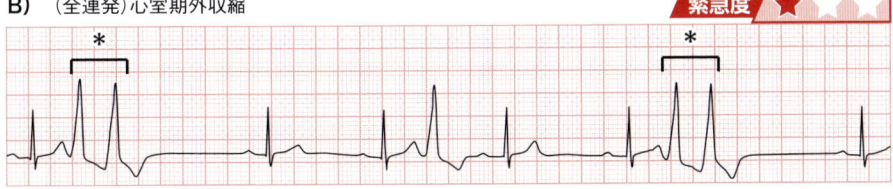

C) 心室期外収縮

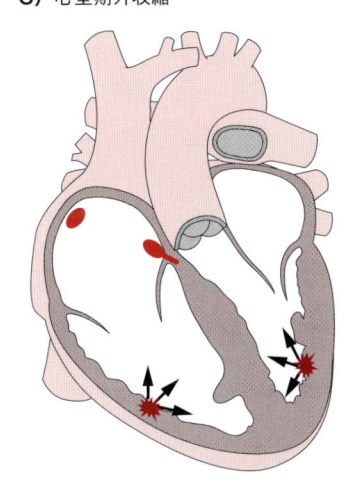

図1　心室期外収縮の心電図とメカニズム

第4章 不整脈の心電図診断
12 心室頻拍（VT）

■1 心室頻拍とは

- 心室頻拍（ventricular tachycardia：VT）は，心室興奮波が連続して出現し，幅広いQRS波が房室解離を伴って100/分以上の頻度で3連発以上認められるものです

■2 心室頻拍の分類

- 持続時間により**非持続性**と**持続性**（定義上は**30秒以上**），QRS波の形態により**単形性**と**多形性**に分けられます（図1A～C）
- メカニズムは持続時間によって異なります．非持続性の場合は心室内の局所巣状興奮であることが多く，持続性の場合はリエントリーで，傷害心筋の周囲を旋回することで形成されることが多いです
- リエントリーがメカニズムの場合，単形性のときは定位置，多形性のときは不定の位置を旋回します
- **持続性，多形性，頻拍周期の速いタイプがもっとも危険性が高いです**

■3 心室頻拍の発生メカニズム

- 図1Dの◯は傷害心筋を示しており，持続性・単形性心室頻拍は心室内の興奮波（リエントリー）が傷害心筋の周囲を旋回することで生じます（→）．傷害心筋とは，心筋梗塞などによって生じる壊死あるいは線維化した心筋を指します

第4章 不整脈の心電図診断

A）（非持続性・単形性）心室頻拍　緊急度 ★☆☆

QRS

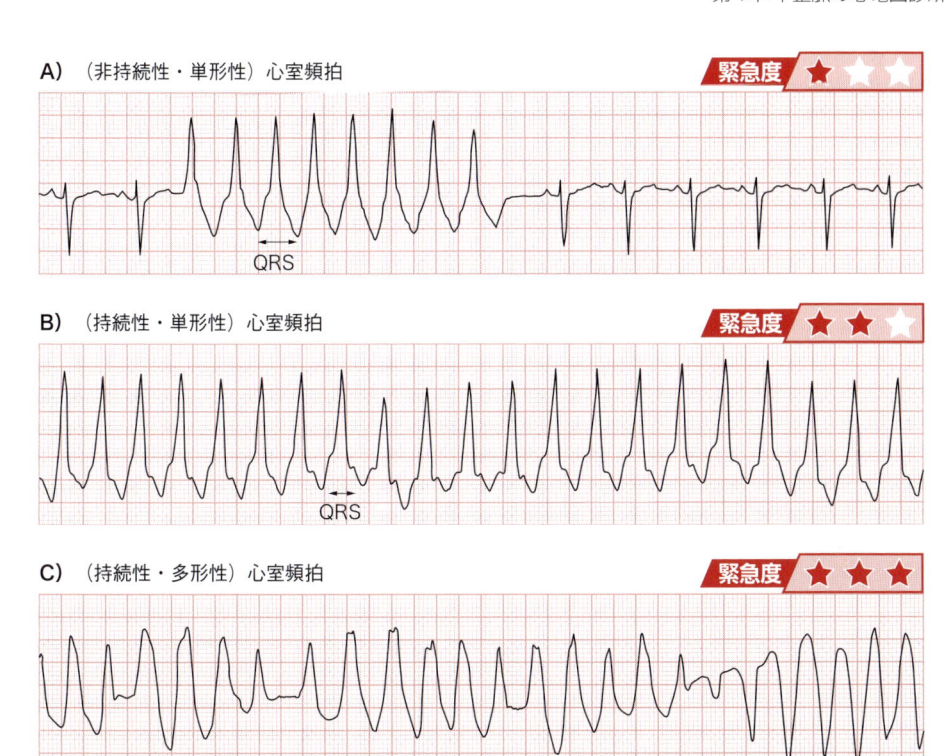

B）（持続性・単形性）心室頻拍　緊急度 ★★☆

QRS

C）（持続性・多形性）心室頻拍　緊急度 ★★★

D）心室頻拍の興奮伝達

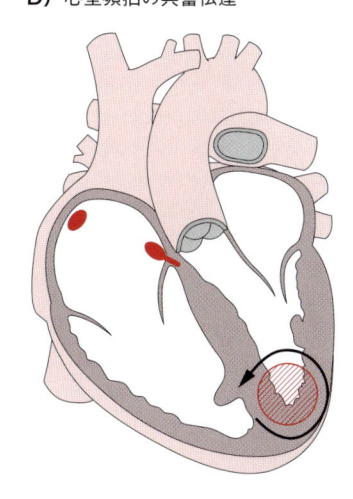

図1　心室頻拍の心電図とメカニズム

第4章 不整脈の心電図診断

13 torsade de pointes（TdP）

1 torsade de pointesとは

- torsade de pointes（TdP）は，多形性心室頻拍の特殊型であり，通常の心室頻拍とは区別して取り扱われます．「トルサド ポアンッ」と発音します
- 幅広いQRS波が リボンが"ねじれ"るように下から上へ，そして下へと変化しながら出現します．反復性に出現しやすく，QRSの波高は，漸増・漸減して紡錘形を呈することが多いです（図1）

2 多形性心室頻拍との鑑別

- QT延長症候群に伴って出現する場合をtorsade de pointesと呼ぶため，QT間隔が正常であれば多形性心室頻拍と診断します

3 torsade de pointesの発生メカニズム

- 図1Bの ➡ で示されているように，torsade de pointesは心室内の興奮波（リエントリー）が起点を中心に複数の楕円を描くように旋回することで生じます．このように，ある一定の法則のもとで成り立っている不整脈です

第4章 不整脈の心電図診断

A) torsade de pointes

緊急度 ★★★

QT時間延長

多形態の幅広いQRS波がねじれを描くように出現し，紡錘形を呈する

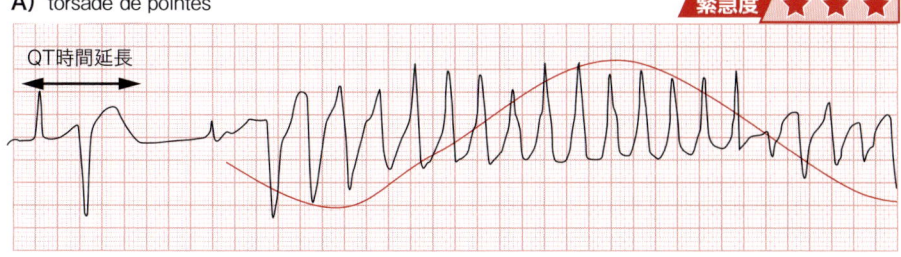

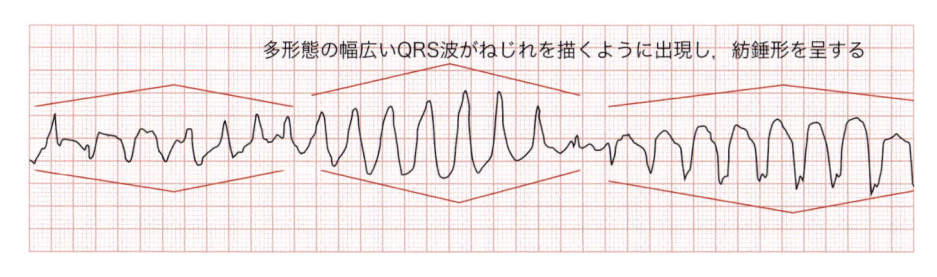

B) torsade de pointes

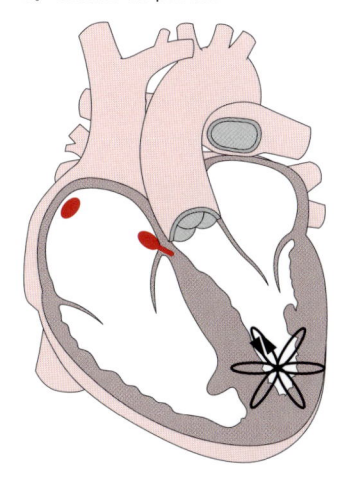

図1 torsade de pointesの心電図とメカニズム

第4章 不整脈の心電図診断

14 心室細動（VF）

1 心室細動とは

- 急峻なQRS波の形態が完全に崩れ，**大小さまざまな形の心室波**が連続してきわめて速く出現します（図1A）
- 心室細動（ventricular fibriallation：VF）は不整脈のなかでは**もっとも危険性が高く**，血行動態という面からみると心停止に等しいです

2 心室細動をきたす疾患

- 器質的な疾患としては，急性心筋梗塞，冠攣縮性狭心症，肥大型心筋症が代表的です．非器質的な病態としては，Brugada症候群，J波症候群（早期再分極症候群），心臓震盪などがあります

3 心室細動の発生メカニズム

- 心室細動は，複数の興奮波が心室内を無秩序でかつ複雑に旋回するものです
- 図1Bの→で示されているように，心室内の大小異なる複数の興奮波（リエントリー）が無秩序に旋回することで生じます

第4章 不整脈の心電図診断

A) 心室細動　　　　　　　　　　　　　　　　　　　　　　　緊急度 ★★★

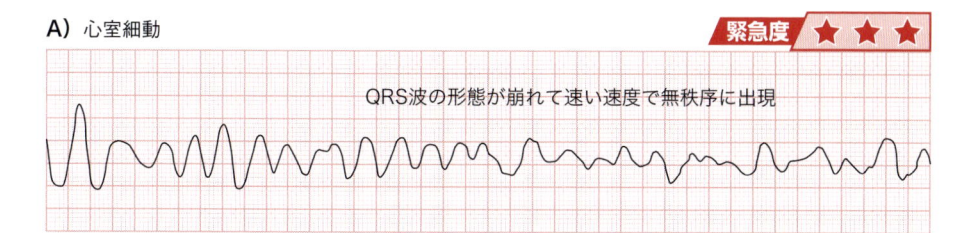

QRS波の形態が崩れて速い速度で無秩序に出現

B) 心室細動の興奮伝達

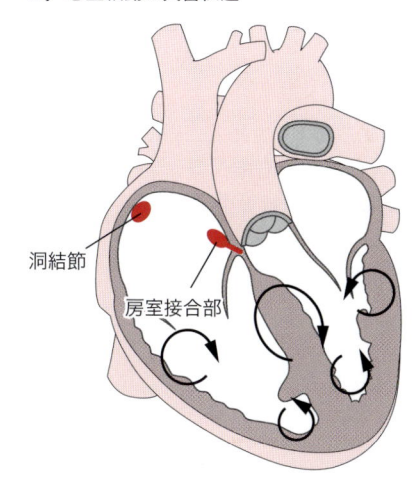

洞結節
房室接合部

図1　心室細動の心電図とメカニズム

第4章 不整脈の心電図診断

15 脚ブロック（BBB）

1 脚ブロックとは

- 脚ブロックは，厳密には不整脈をきたすものではありませんが，広義には不整脈疾患として取り扱われます．脚ブロックには，**右脚ブロック**（right ventricular bundle branch block：RBBB，**図1A**）と**左脚ブロック**（left ventricular BBB：LBBB，**図1B**）があります（**表1**）
- 脚ブロックではQRS幅が0.12秒以上に延長します．ただし，右脚ブロックにおいては，QRS幅が0.12秒以上延長した場合を**完全右脚ブロック**（complete RBBB：CRBBB），0.10秒以上0.12秒未満の場合を**不完全右脚ブロック**（incomplete RBBB：IRBBB）と呼びます

2 脚ブロックの頻度と要因

- 右脚ブロックの方が左脚ブロックよりも発現する頻度が圧倒的に高くなっています．その理由は，右脚は左脚に比べて細く，伝導障害をきたしやすいためです（**図2**）
- 右脚ブロックは，健常成人でも1〜3%の頻度で認められるため，認められたとしても病的とはいえません．機能的な障害でも生じます
- 左脚ブロックは，冠動脈疾患，心筋症，二次性心筋障害，先天奇形などさまざまな器質的病態に起因して発現することが多いため，左脚ブロックが認められた場合はその原因を探る必要があります

3 脚ブロックの心電図

- 心電図での右脚ブロックの特徴は，右側胸部誘導（V_1, V_2誘導）での二峰性R波（初期の小さなr波，それに続くS波，後半の大きなR波：rSR'パターン）と陰性T波，左側胸部誘導（V_5, V_6誘導）での幅広いS波です
- 心電図での左脚ブロックの特徴は，右側胸部誘導（V_1, V_2誘導）での深くて幅広いS波（rSまたはQSパターン），左側胸部誘導（V_5, V_6誘導）でのq波を伴わない幅広いR波と陰性T波です
- **図1C，D**の✕はそれぞれ右脚ブロック，左脚ブロックの場合の遮断位置を表しています

第4章 不整脈の心電図診断

A) 右脚ブロック　緊急度 ★☆☆

rSR'パターン

幅広のS波

B) 左脚ブロック　緊急度 ★☆☆

q波を伴わないR波

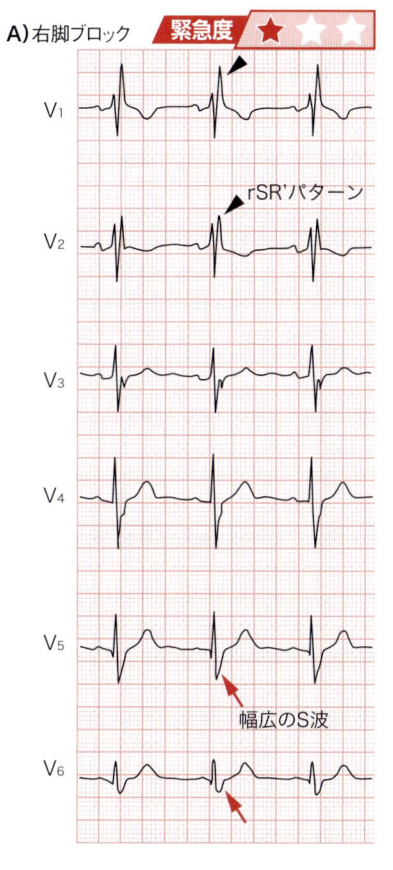

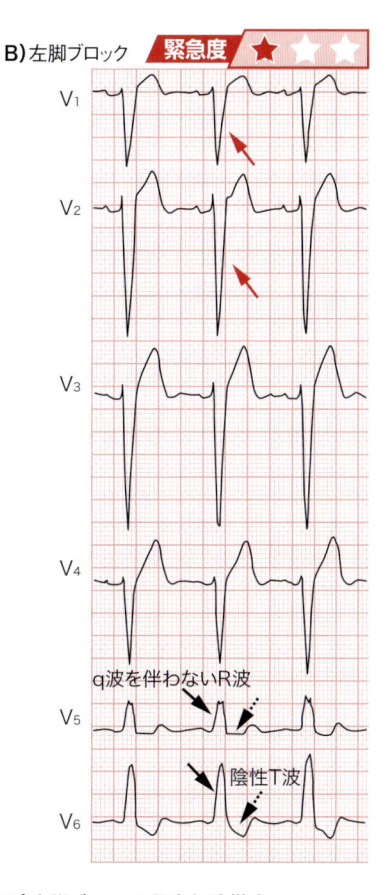

陰性T波

C) 右脚ブロックの興奮伝達様式

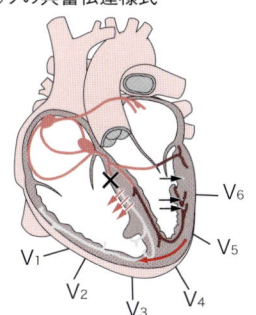

D) 左脚ブロックの興奮伝達様式

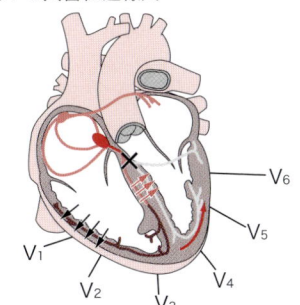

図1　脚ブロックの心電図とメカニズム

A, B) 胸部誘導のみ呈示
C) 右脚の伝導が障害された状態．まず左脚を通り左室が興奮し，その後に右室が興奮します
D) 左脚の伝導が障害された状態．まず右脚を通り先に右室が興奮し，その後に左室が興奮します

表1　右脚ブロックと左脚ブロックの違い

		右脚ブロック	左脚ブロック
発現頻度		※健常成人でも1～3％の頻度で認められる	＞
発生する要因		機能的な障害でも生じる	器質的病態に起因することが多い
波形	右側胸部誘導（V_1, V_2誘導）	二峰性R波（rSR'パターン），陰性T波	幅広いS波
	左側胸部誘導（V_5, V_6誘導）	深くて幅広いS波	q波を伴わない幅広いR波と陰性T波

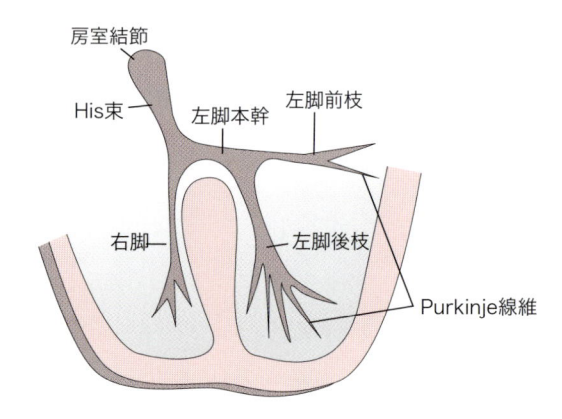

図2　左脚前枝と後枝

第4章 不整脈の心電図診断

16 ヘミブロック

1 ヘミブロックの特徴

- ヘミ（脚枝または分枝）ブロックは，厳密には不整脈をきたすものではありませんが，広義には不整脈疾患として取り扱われます．ヘミブロックには，**左脚前枝ブロック**（left anterior hemiblock：LAH）と**左脚後枝ブロック**（left posterior hemiblock：LPH）があります
- ヘミブロックでは脚ブロックのようにQRS幅は延長せず，極端な軸偏位のみを示します（図1）

2 ヘミブロックの頻度と要因

- 左脚前枝ブロックの方が左脚後枝ブロックよりも発現する頻度が圧倒的に高いです．その理由は，左脚前枝は左脚後枝に比べて細く，伝導障害をきたしやすいためです（第4章-15図2）
- 左脚前枝ブロックは，健常成人でも1〜3％の頻度で認められるため，認められたとしても病的とはいえません．機能的な障害でも生じます（表1）

表1　左脚前枝ブロックと左脚後枝ブロックの違い

	左脚前枝ブロック	左脚後枝ブロック
発現する頻度	※健常成人でも1〜3％の頻度で生じる ＞	
発生する要因	機能的な要因でも生じる	器質的病態に起因して発生することが多い
波形	高度な左軸偏位 （−30〜−90°） 四肢下壁誘導（Ⅱ，Ⅲ，aV_F誘導）で極端なrSパターン	高度な右軸偏位 （＋90〜＋180°） 四肢側壁誘導（Ⅰ，aV_L誘導）で極端なrSパターン

A) 左脚前枝ブロック 緊急度 ★☆☆

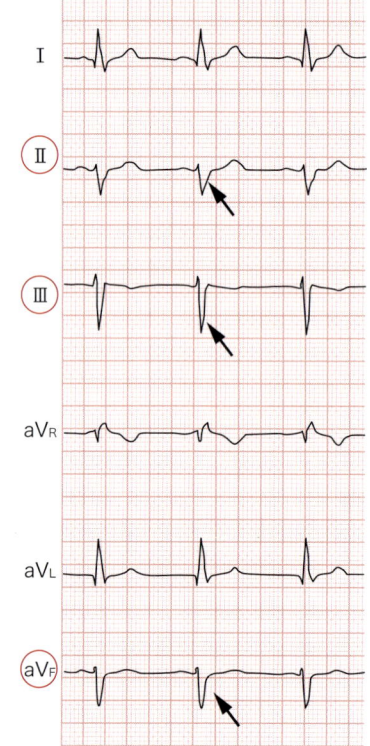

B) 左脚後枝ブロック 緊急度 ★☆☆

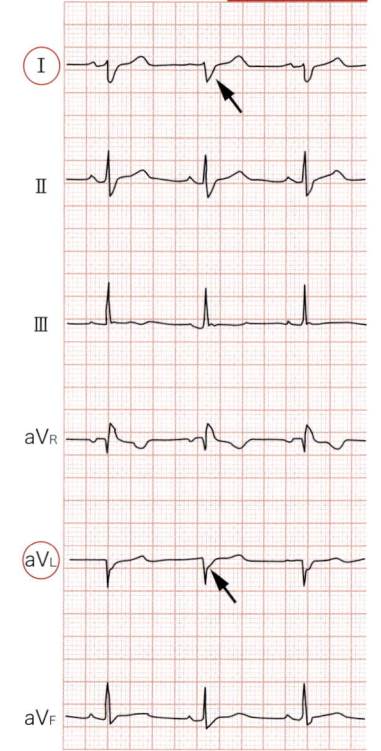

C) ヘミブロックの興奮伝達

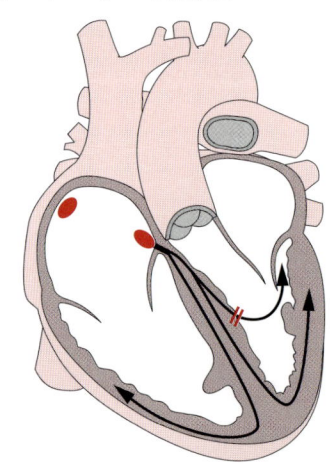

図1 ヘミブロックの心電図とメカニズム

A), B) は肢誘導のみ呈示. C) 図中の // は左脚前枝のブロックの場合の遮断位置を表しています

そうだったのか！絶対読める心電図

3 ヘミブロックの心電図

- 左脚後枝ブロックは，冠動脈疾患，心筋症，二次性心筋障害，先天奇形などさまざまな器質的病態に起因して発現することが多いです
- 心電図での左脚前枝ブロックの特徴は，高度な左軸偏位（－30～－90°）であり，四肢下壁誘導（Ⅱ，Ⅲ，aV_F誘導）で極端なrSパターンを示します
- 心電図での左脚後枝ブロックの特徴は，右軸偏位（＋90～＋180°）であり，四肢側壁誘導（Ⅰ，aV_L誘導）で極端なrSパターンを示します

第5章 心疾患・症候群の心電図診断

1 左室肥大

1 心電図の特徴

- 高血圧患者で認められることが多いです
- **左前壁誘導**（$V_3 \sim V_4$）・**左側壁誘導**（Ⅰ, aV_L, V_5, V_6）での，①**R波増高**，②**ST下降**，③**T波平低化／陰転化**が特徴です（図1）
- 初期の段階ではR波の増高のみであり（図2A），徐々にT波が平低化するのと同時にSTが下降し（図2B），さらに進行するとT波が陰転化するようになります（図2C）
- 左室肥大で生じるT波陰転化は，心筋虚血時と異なり左右対称性にならず，右下方に引っ張られたような斜型（ストレイン型）下降の陰転化を示します（図2C➡）
- **高血圧**が放置され心不全を合併するようになると，R波の増高は乏しくなりますが，ST下降およびT波陰転化は残存することが多いです
- 心室中隔の肥大が顕著であると，左側壁誘導（Ⅰ, aV_L, V_5, V_6）でQ波が深くなります
- 古典的な基準として，$V_{5(6)}$ でのR波電位＋V_1誘導でのS波電位を足して40mm以上（$RV_{5(6)} + SV_1 \geq 40mm$）を左室肥大とすることがありますが，診断の特異度は低いです

2 心電図上の鑑別ポイント

- **労作性狭心症**：発作時にST低下を示しますが，斜型低下ではなく水平型低下となります
- **急性心筋梗塞後**：T波陰転化を示しますが，斜型でなく左右対称型となります（第5章-3参照）
- **非特異的ST-T変化**：明らかな心疾患がなくても認められる変化で，病的意義はありません

3 臨床におけるアドバイス

- 左室肥大の心電図が認められた場合，患者の血圧をチェックします
- 胸部症状を有する患者であれば，一度は循環器専門医にコンサルトします．虚血性心疾患などに起因した心電図変化の可能性があります

第5章 心疾患・症候群の心電図診断

緊急度 ★☆☆

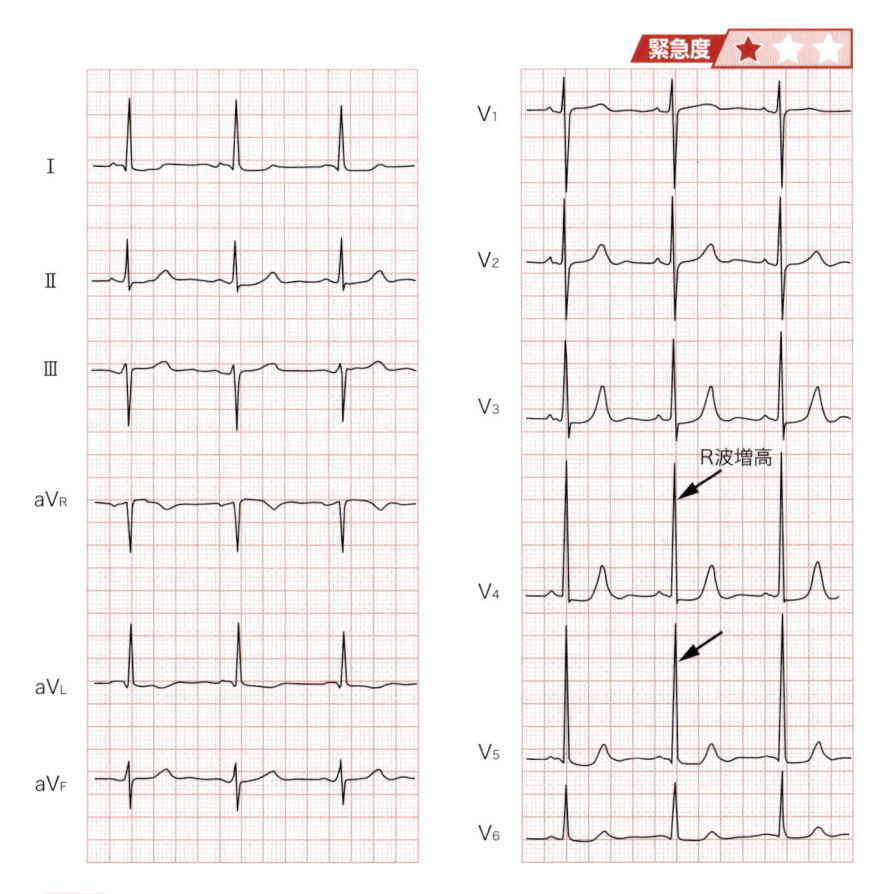

図1　左室肥大

V₅およびV₆誘導でR波の増高を認めますが，T波の変化が乏しいです．初期の左室肥大の心電図です

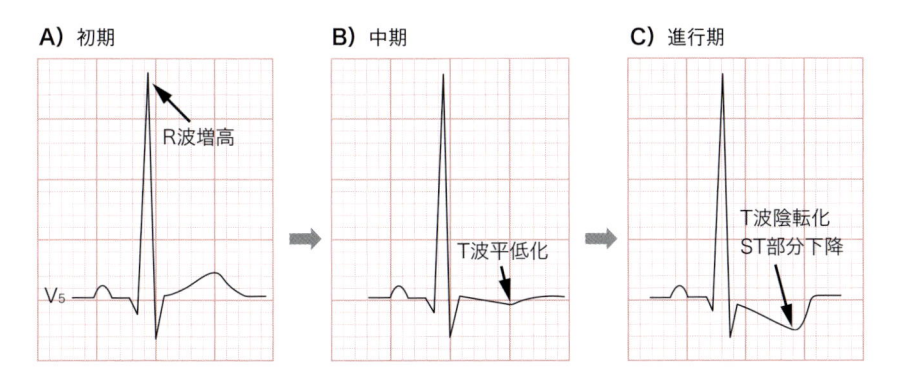

A) 初期　　　B) 中期　　　C) 進行期

R波増高　　　T波平低化　　　T波陰転化　ST部分下降

図2　左室肥大心電図の経時的変化

第5章 心疾患・症候群の心電図診断

2 （労作性）狭心症

1 心電図の特徴

- 発作時にのみ心電図変化（ST低下）をきたします（図1）．症状消失後はすみやかに心電図が正常化します
- 水平型のST低下を特徴とし（図2A），（狭窄した）冠動脈の支配領域を反映する誘導でみられます
- 安静時にも心電図変化をきたす場合は，安静時狭心症もしくは不安定狭心症と診断されます
- 血清逸脱酵素の上昇がなくST上昇を示す場合は，冠攣縮性（異型）狭心症と診断されます
- 異常Q波，T波陰転化を伴いません

2 心電図上の鑑別ポイント

- **左室肥大**：ST低下を示しますが，水平型ではなく斜型（ストレイン型）となります．前壁誘導もしくは左側壁誘導でみられ，下壁誘導（II，III，aVF）でみられることはありません（第5章-1参照）
- **非Q心筋梗塞**：ST低下を認めることがありますが，T波陰転化（左右対称型）を伴います
- **心内膜下梗塞**：ST低下を認めることがありますが，T波陰転化（左右対称型）を伴います
- **ジギタリス効果**：ST低下を認めますが，水平型ではなく（円弧様の）盆状型となります（図2B）．広範囲の誘導でみられます
- **非特異的ST-T変化**：明らかな心疾患がなくても認められる変化で，臨床的な意義はありません

3 臨床におけるアドバイス

- 心電図で狭心症を疑った場合，胸痛などの胸部症状の有無を必ずチェックします
- 胸部症状を有する患者であれば，直ちに循環器専門医にコンサルトします．急性心筋梗塞に移行する可能性があります

第5章 心疾患・症候群の心電図診断

緊急度 ★★☆

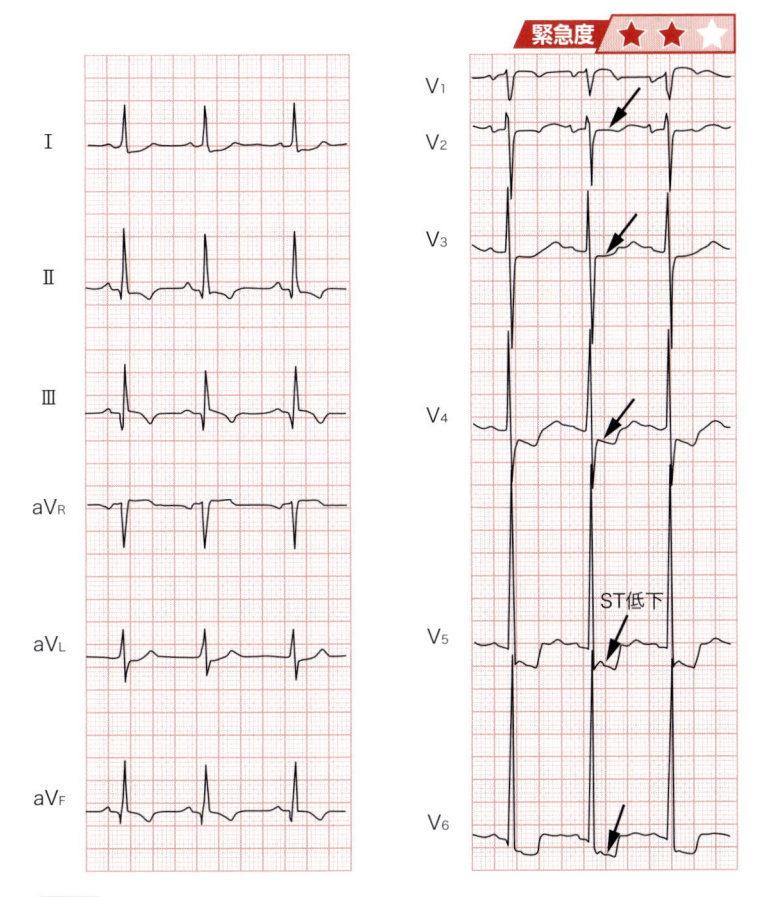

図1　（労作性）狭心症

V_2〜V_6誘導で水平型のST低下を認めます．異常Q波やT波陰転化は認められません．狭心症の発作時の心電図です．ただし，II・III・aV_F誘導でT波陰転化を認めるため，複雑な病態である可能性が高いです

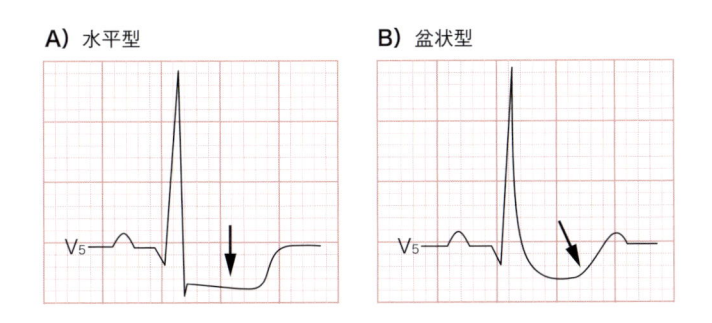

A) 水平型　　　B) 盆状型

図2　ST低下（水平型と盆状型）

第5章 心疾患・症候群の心電図診断

3 （急性）心筋梗塞

1 心電図の特徴

❖ 経時的変化

- 心電図が経時的に変化します．心電図をみることで心筋梗塞発症からの時間経過を推察できます
- 時間経過としては，まずは①**T波増高**：先鋭またはテント状T波（発症30分～1時間），ついで②**ST上昇**（発症1～2時間），その次に③**異常Q波の出現**（発症3～4時間），④**T波陰転化**：冠性T波の出現（発症4～6時間後）と続きます．慢性期（数カ月以降）には⑤**深い異常Q波のみを残し**，他の変化は改善します（図1）
- ST上昇と同時にR波の減高が始まり，T波の増高も消退していきます．ST上昇は発症2～3時間で最大になります
- 冠性T波は発症1～2日後にもっとも深くなります

❖ 閉鎖部位の推定

- 心電図変化（ST上昇）を示す誘導を調べることで，梗塞領域と責任冠動脈（閉塞部位）を推察できます（表1）

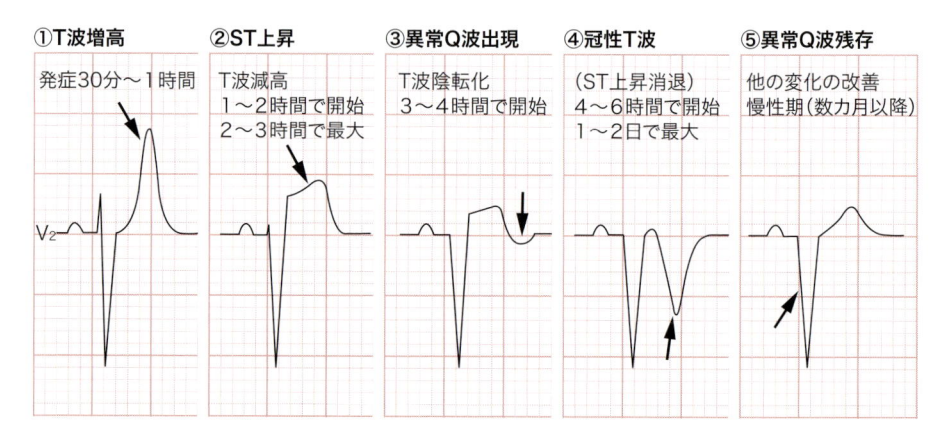

図1　急性心筋梗塞心電図の経時的変化

表1 梗塞領域と心電図変化をきたす誘導の関係

	I	II	III	aVR	aVL	aVF	V1	V2	V3	V4	V5	V6	V3R~V4R
前壁中隔							(○)	○	○	○	(○)		
前壁								(○)	○	○	(○)		
下壁		○	○			○							
側壁	○				○						(○)	○	
後壁		(○)	(○)			(○)	○	(○)					
右室		(○)	(○)			(○)							○

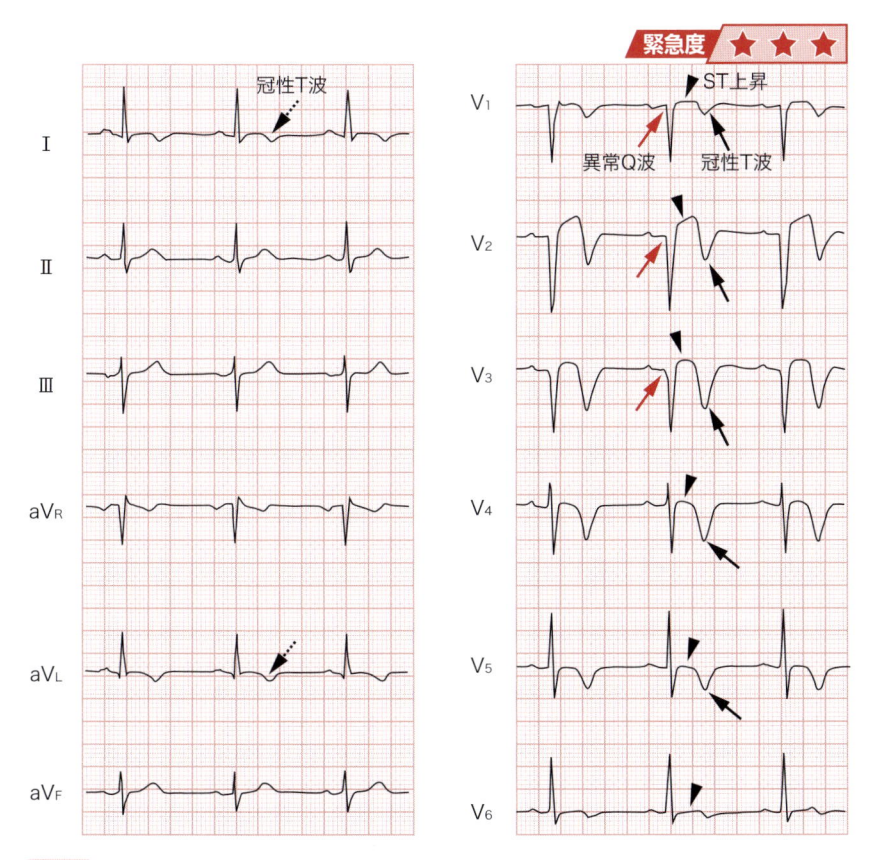

図2 急性心筋梗塞：前壁中隔梗塞

V_1~V_6誘導でST上昇（▶），V_2~V_5誘導で冠性T波が認められます（→）．I，aVL誘導にもわずかですが，冠性T波が認められます（→）．広範囲の急性前壁中隔梗塞の心電図です．V_1~V_3誘導では異常Q波が認められます（→）

- V(1)2～V4(5)誘導で認められたときは前壁中隔領域の梗塞で（**図2**），責任病変は中隔枝を出すより近位部の左冠動脈前下行枝です
- V(1)2～V6誘導およびⅠ，aVL誘導で認められたときは，これも前壁中隔領域の梗塞と判断します（**図2**）．左冠動脈前下行枝の分枝である対角枝が大きく，かつその近位部で閉塞をきたしています
- V(2)3～V4(5)誘導で認められたときは限局した前壁領域の梗塞で，責任病変は左冠動脈前下行枝の遠位部です

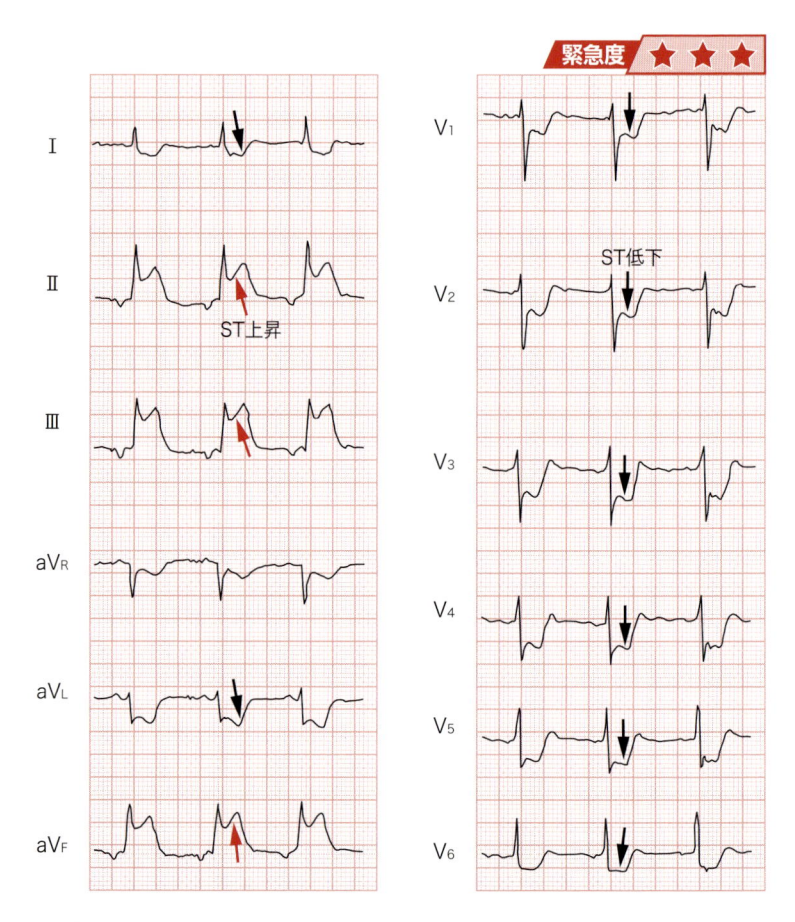

図3　急性心筋梗塞：下壁梗塞

Ⅱ，Ⅲ，aVF誘導でST上昇が認められます（→）．急性下壁梗塞の心電図です．ミラーイメージになる前側壁領域を反映する誘導（V1～V6およびⅠ，aVL）では，ST低下が認められます（→）

- II，III，aV_F誘導で認められたときは下壁領域の梗塞で（**図3**），責任病変は右冠動脈です
- II，III，aV_F誘導での変化に加えて右側胸部誘導（V_3R〜V_5R）でもST上昇が認められれば，右室梗塞をきたしており，責任病変は右室枝を出す前の右冠動脈の近位部です
- I，aV_L，V_5，V_6誘導で認められたときは左側壁領域の梗塞で，責任病変は左冠動脈回旋枝です
- ST上昇を認める領域と反対側の領域（ミラーイメージになる領域）で，ST低下を認めることが多くあります．例えば，II，III，aV_F誘導でST上昇を認めた場合はV_2〜V_5誘導でST低下が観察されます
- 梗塞が心内膜下に限局したとき（心内膜下梗塞）は，巨大陰性T波（**第5章-7参照**）を呈することが多いです

2 心電図上の鑑別ポイント

- **高カリウム血症**：先鋭/テント状T波が認められますが，時間経過に応じてST上昇を伴うことはありません．広範囲の誘導でみられます
- **冠攣縮性（異型）狭心症**：ST上昇を認めますが，臨床所見（血清逸脱酵素の上昇など）が一致しません
- **急性心膜炎**：ST上昇を認めますが，臨床所見（血清逸脱酵素の上昇など）が一致しません．全誘導（aV_Rを除く）で認められます
- **（心尖部）肥大型心筋症**：巨大陰性T波を認めますが臨床所見（血清逸脱酵素の上昇など）が一致しません．肢誘導で認めることはありません
- **非特異的ST-T変化**：明らかな心疾患がなくても認められる変化で，臨床的な意義はありません
- **Brugada症候群**：ST上昇を認めますが，凸（coved）型ST上昇を呈します

3 臨床におけるアドバイス

- 心電図で急性心筋梗塞が疑われた場合，胸痛などの胸部症状の有無をチェックします．症状を有するときは直ちに循環器専門医をコールするか，緊急で専門病院への救急搬送を手配します
- その間，血圧の変動や不整脈の有無をモニタリングします．急性心筋梗塞の発症早期期には，心室頻拍や心室細動あるいは完全房室ブロックなどの重篤な不整脈が発症しやすいので，十分な管理が必要です

第5章 心疾患・症候群の心電図診断

4 拡張型心筋症

1 心電図の特徴

- **特有な心電図所見がないのが拡張型心筋症の心電図の特徴です．収縮不全による心不全もこれと同じです**
- 肢誘導低電位，胸部誘導高電位，異常Q波，QRS幅延長，ST-T変化，T波陰転化など多彩な変化を示します（図1）
- 脚ブロックやヘミブロックなどの伝導障害（20〜30％）や心室期外収縮，心室頻拍，心房細動などの不整脈（70〜80％）を伴う傾向があります
- 重症例では左房負荷所見（V_1誘導におけるP波の陰性成分の増強）を示します
- 病態の進行により心電図は経時的に変化します

2 心電図上の鑑別ポイント

- **左室肥大**：ST低下を示しますが斜型（ストレイン型）であり，胸部誘導でみられます．下壁誘導で認めることはありません
- **陳旧性心筋梗塞**：異常Q波やT波陰転化を認めますが，これらは冠動脈の支配領域と一致する誘導でみられます
- **肥大型心筋症**：胸部誘導でT波陰転化を認めますが，深く大きいのが特徴です．高電位を伴います

3 臨床におけるアドバイス

- 拡張型心筋症が疑われた場合，心エコーなどの画像診断装置で確認します
- 拡張型心筋症と診断されたら，心機能の程度や不整脈合併の有無などを評価します．心機能が低下し心室頻拍などの危険な不整脈が認められれば，治療方針について循環器専門医にコンサルトします

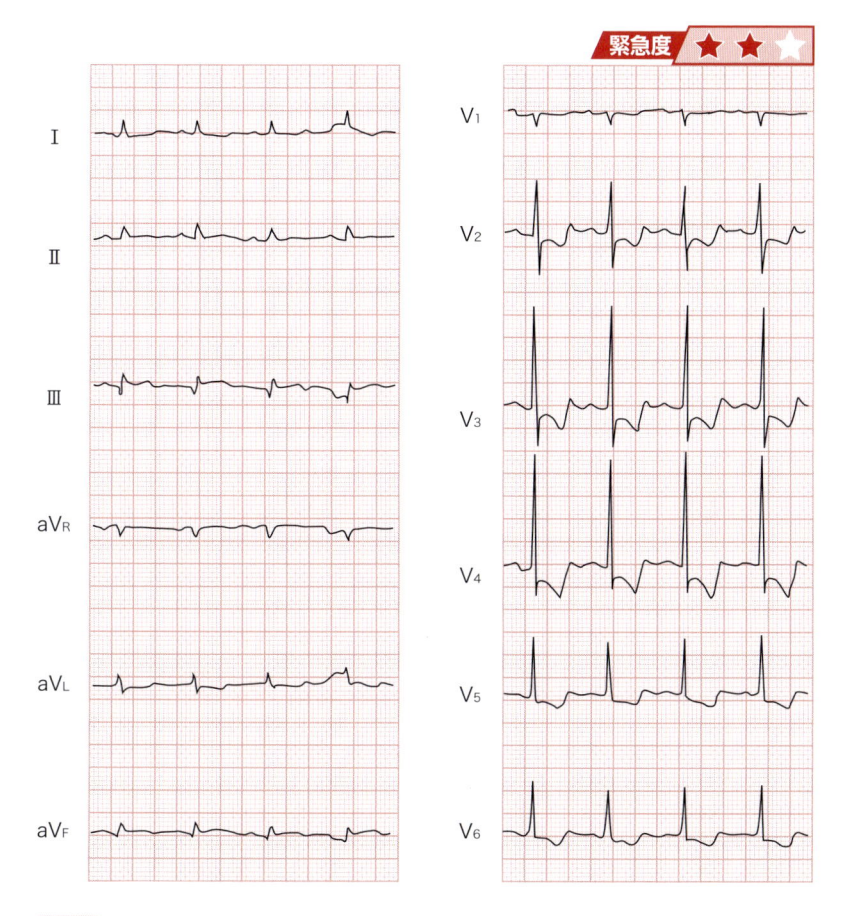

図1 拡張型心筋症

肢誘導で低電位，胸部誘導で高電位，ST-T変化，T波陰転化が認められます．拡張型心筋症ではこのような多彩な心電図変化が認められます

One-point Lesson　拡張型心筋症と非虚血性心筋症

拡張型心筋症は，左室または両室のびまん性の拡大と収縮不良を伴う疾患です．自己免疫，ウイルス感染（心筋炎），遺伝子異常などが原因となります．しかし，原因を特定できることは少ないです．虚血性心筋症という用語がありますが，これは心筋虚血が原因で拡張型心筋症に類似した病態になったものです．これに対して，非虚血性心筋症という用語がありますが，心筋虚血以外の原因を特定できることが少ないため，非虚血性心筋症は拡張型心筋症と同義語と考えてよいでしょう．

第5章 心疾患・症候群の心電図診断

5 肥大型心筋症

1 心電図の特徴

- 胸部誘導，特にV_4〜V_6で高電位（R波増高）を示し，ST-T変化，（深くて大きい）**陰性T波**を伴います（図1）
- 病型〔閉塞性肥大型（非対称性肥大型），非閉塞性肥大型（全周性肥大型），心尖部肥大型〕によって心電図所見が若干異なります
- 閉塞性肥大型で中隔肥大が側壁肥大に比べて顕著だと，左側壁誘導（Ⅰ，aV_L，V_5，V_6）で異常Q波を認めます
- 心尖部肥大型では，V_4〜V_5誘導で陰性T波がより深くて大きくなります（巨大陰性T波といいます．第5章-7参照）．QT時間延長を伴うことが多いです
- 左軸偏位，左房負荷などの左心系負荷所見や，心室内伝導障害を認めることがあります
- 心房細動，心室頻拍などの心室性不整脈を伴うと，**心臓突然死**をきたしやすくなります．心房細動と心室頻拍はともに約10％で合併します
- 病態が進行（拡張相への移行）すると，特徴的な心電図変化は減弱します

2 心電図上の鑑別ポイント

- **左室肥大**：V_5，V_6誘導でST低下と陰性T波を認めますが，ストレイン型を呈します
- **陳旧性心筋梗塞**：異常Q波やT波陰転化を認めますが，これらは冠動脈の支配領域と一致する誘導でみられます
- **大動脈弁狭窄**：肥大型心筋症（非閉塞型）と同じ心電図所見を示します．心電図での鑑別は困難です
- **非特異的ST-T変化**：明らかな心疾患がなくても認められる変化で，臨床的な意義はありません

3 臨床におけるアドバイス

- 心電図で肥大型心筋症が疑われた場合，心エコーなどの画像診断装置で確認します
- 肥大型心筋症と診断されたら不整脈の有無をチェックし，心臓突然死の可能性について循環器専門医にコンサルトします

第5章 心疾患・症候群の心電図診断

緊急度 ★★★

R波増高

巨大
陰性T波

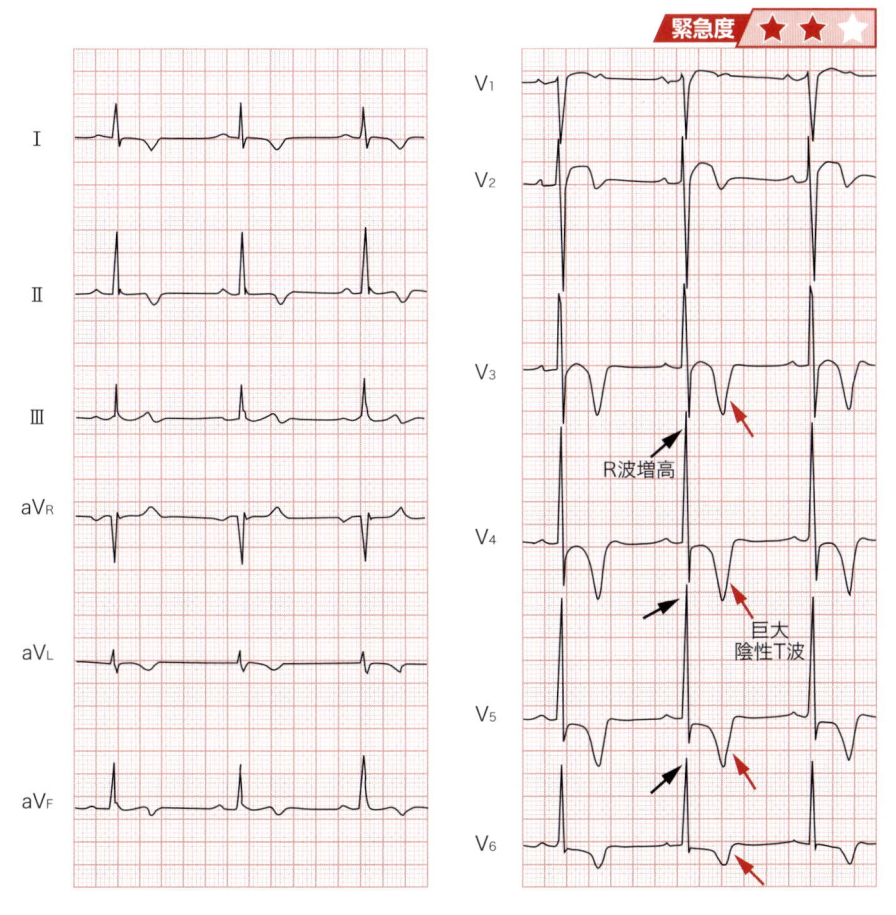

図1　肥大型心筋症（非閉塞性）

胸部誘導で巨大陰性T波が認められます（→）．また，R波増高（→）などの所見も認められます

One-point Lesson　肥大型心筋症と心臓突然死

肥大型心筋症で臨床的に問題となるのは心臓突然死であり，他の心筋症に比べて心室細動を発生しやすいことで知られています．心室中隔壁の肥厚による興奮の電気的不均一性や，心筋細胞の錯綜配列あるいは心肥大による心内膜側の心筋虚血などが原因と考えられています．病型としては，閉塞性は他に比べて心臓突然死をきたしやすくなります．頻脈性の心房細動をきたした場合も心臓突然死をきたすことがあります．心室中隔肥大のため心室から十分な血液が拍出されず，心室細動を惹起しやすくなるからです．

第5章 心疾患・症候群の心電図診断

6 不整脈原性右室心筋症

1 心電図の特徴

- 右室を反映する誘導において心電図異常が認められます（図1）．（持続性）心室頻拍が初発症状であることが多いです
- 右側胸部誘導（V_1〜$V_{2(3)}$）においてQRS波終末部にノッチ状（第5章-12参照）のε波を認めます
- 右室での伝導遅延により，不完全右脚ブロック様の変化を認めます
- **右側胸部誘導でT波陰転化を認めます**（図1 →）
- 右室が脂肪変性あるいは線維化して菲薄拡大するため，むしろ**左軸偏位**を示すことが多いです
- 右室起源，すなわち左脚ブロック型の心室性不整脈（心室期外収縮，心室頻拍）を生じます
- 病態が進行し，変性（脂肪化・線維化）が左室にまで及ぶと，左室を反映する誘導にも心電図異常が認められます

2 心電図上の鑑別ポイント

- （不）完全右脚ブロック：右側胸部誘導でQRS幅が広くなりますが，ε波を伴うことはありません（第4章-15参照）
- Brugada症候群：右側胸部誘導で右脚ブロック様の変化を認めますが，凸（coved）型ST上昇を伴います（第5章-11参照）
- J波症候群（早期再分極症候群）：QRS波終末部にノッチ状の波形（J波）を認めますが，これは下壁誘導（II，III，aV_F）もしくは左側壁誘導（I，aV_L，V_5，V_6）でみられます（第5章-12参照）
- 拡張型心筋症：QRS幅延長（脚ブロック様変化）やT波陰転化が認められますが，これは主に左室を反映する誘導でみられることが多いです（第5章-4参照）

3 臨床におけるアドバイス

- 心電図で不整脈原性右室心筋症が疑われた場合，画像診断装置で確認します
- 不整脈原性右室心筋症と診断されたら，不整脈の有無を評価し，治療方針について循環器専門医にコンサルトします

第5章 心疾患・症候群の心電図診断

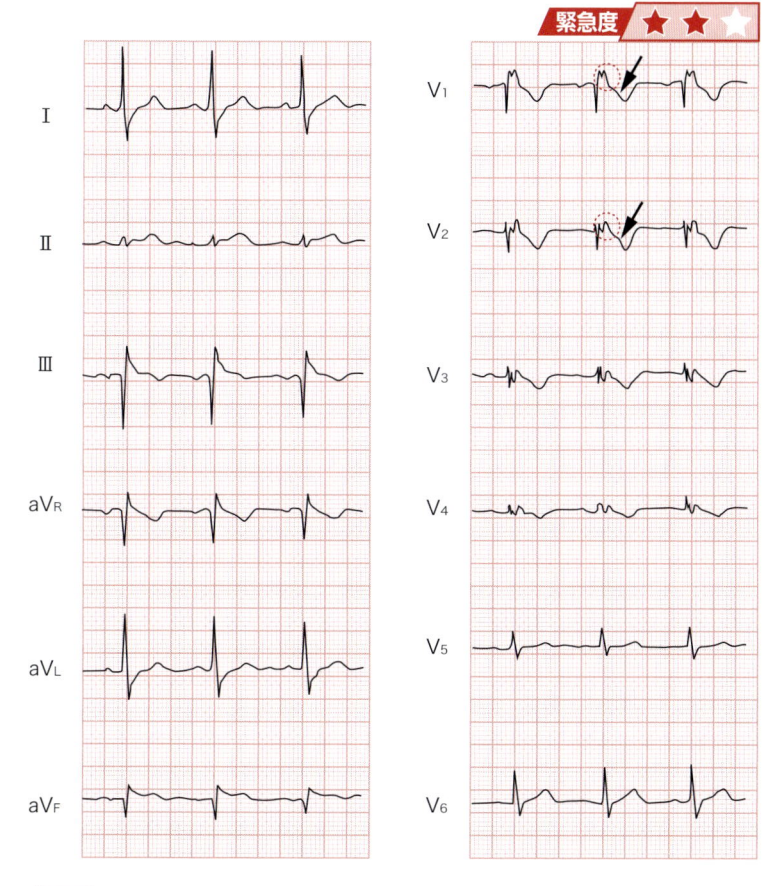

図1　不整脈原性右室心筋症

右側胸部誘導（V₁〜V₂₍₃₎）のQRS波終末部でε波が認められます．不完全右脚ブロック様の変化とT波陰転化も認められます

One-point Lesson　不整脈原性右室心筋症の病態と診断基準

不整脈原性右室心筋症は，右室の脂肪変性と線維化を主体とする疾患です．右室起源の心室頻拍を呈します．診断においては，画像診断で右室の拡大と変性の確認，加算平均心電図による心室遅延電位の検出，家族歴，右室心筋生検による組織学的診断が重要です．最近では，遺伝子解析も行われています．初発年齢は20〜30歳くらいのことが多いです．右室の心筋変性が主ですが，重症例では左室側に及ぶこともあります．予後は発現する心室頻拍の重症度によって決定されます．

第5章 心疾患・症候群の心電図診断

7 たこつぼ型心筋症

1 心電図の特徴

- 急性期には急性心筋梗塞（もしくは冠攣縮性狭心症）に類似した心電図異常を認めます
- 広範囲な誘導で**ST上昇**が認められ，経時的に**T波が陰転化**します（図1）
- 急性心筋梗塞に類似した変化の割には異常Q波の所見に乏しいです
- 巨大陰性T波を呈することがあります
- **QT時間延長**を伴うことが多いです
- 慢性期には心電図変化はほぼ正常に回復することが多いです

2 心電図上の鑑別ポイント

- **急性心筋梗塞**：ST上昇や陰性T波を認めるなどきわめて類似します．心電図だけでは鑑別できません
- **冠攣縮性（異型）狭心症**：ST上昇を認めますが，発作後は速やかに心電図異常が改善します
- **急性心膜炎**：ST上昇を認めますが，これはaV_Rを除く全誘導で認められます．陰性T波などの所見を伴いません
- **（心尖部）肥大型心筋症**：巨大陰性T波を認めますが，画像診断が一致しません．肢誘導で認めることはありません
- **非特異的ST-T変化**：明らかな心疾患がなくても認められる変化で，臨床的な意義はありません

One-point Lesson　巨大陰性T波を示す疾患

胸部誘導においてみられる先鋭で大きな下向きT波のことを巨大陰性T波と呼んでいます．明らかな定義はありませんが，少なくとも10mm以上の振れを示し顕著な場合にこのように呼ばれます．巨大陰性T波を示す疾患は，心内膜下梗塞，（心尖部）肥大型心筋症，たこつぼ型心筋症，（高度）低カリウム血症，頭蓋内脳出血です．多くの場合，数日もしくは数週でみられなくなりますが，（心尖部）肥大型心筋症だけはこの特徴的な変化が持続します．

3 臨床におけるアドバイス

- 心電図でたこつぼ型心筋症が疑われた場合，左室造影などの画像診断装置で確認します
- 特徴的な左室の画像所見，すなわち基部の壁運動が亢進し，心尖部が無動または奇異性運動をきたすことでタコ壺のような形状を呈します

緊急度 ★★★

巨大陰性T波

QT時間延長

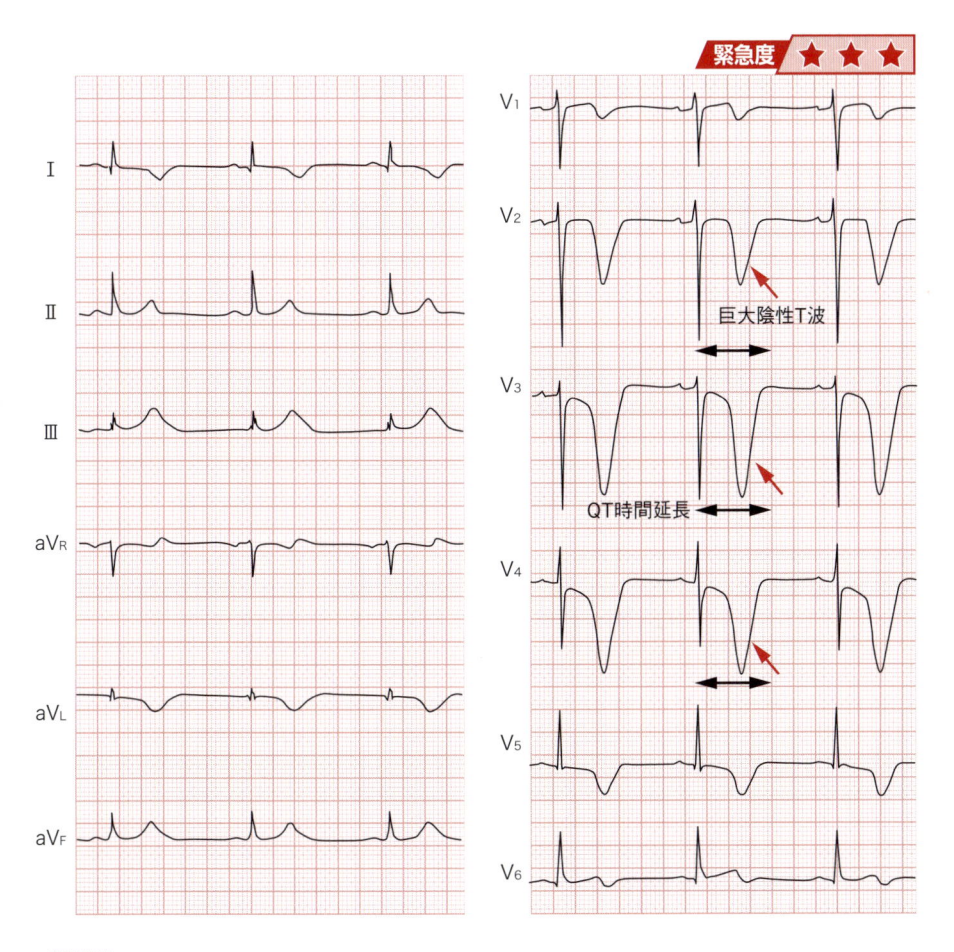

図1　たこつぼ型心筋症

胸部誘導で深くて大きい巨大陰性T波（→）が認められます．QT時間が高度に延長した所見（↔）も認められます

第5章 心疾患・症候群の心電図診断

8 急性心膜炎

1 心電図の特徴

- 広範囲な誘導で心電図変化が認められます
- aV_Rを除く全誘導で凹（saddle back）型のST上昇を認めます（図1）
- 異常Q波や陰性T波を伴いません

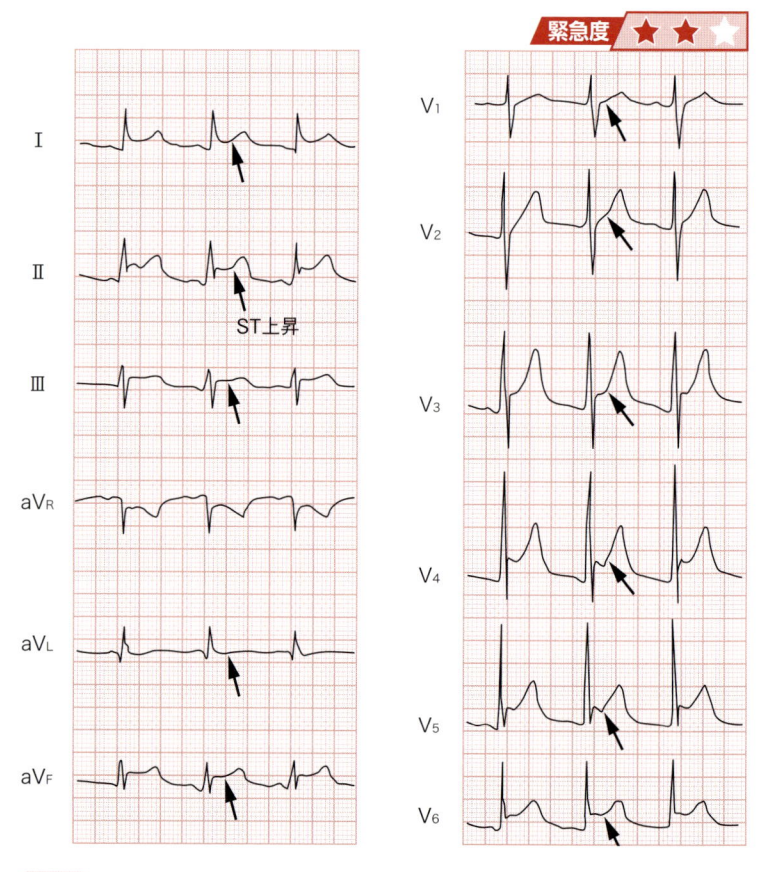

緊急度 ★★☆

図1 急性心膜炎
aV_Rを除くほぼ全誘導でST上昇が認められます

- 経過（炎症の鎮静化）に伴って心電図変化が正常化します（通常，ST上昇は発症1カ月以内で改善）

2 心電図上の鑑別ポイント（表1）

- **急性心筋梗塞**：ST上昇を認めますが，経過とともに心電図が変化し，異常Q波や陰性T波を伴います．ST上昇は全誘導ではなく，領域ごとに生じます
- **冠攣縮性（異型）狭心症**：ST上昇を認めますが，一過性です
- **Brugada症候群**：ST上昇を認めますが，凸型（coved型）ST上昇です（急性心膜炎や急性心筋梗塞では凹型ST上昇）
- **非特異的ST-T変化**：明らかな心疾患がなくても認められる変化で，臨床的な意義はありません

3 臨床におけるアドバイス

- 急性心膜炎が疑われた場合，血液検査で炎症反応，心エコーで心膜液貯留の有無をチェックします
- 他の心疾患との鑑別が難しい場合は，循環器専門医にコンサルトします

表1　ST上昇を示す疾患

- 急性心筋梗塞
- 冠攣縮性（異型）狭心症
- 急性心筋炎
- Brugada症候群
- たこつぼ型心筋症
- 拡張型心筋症
- 高カリウム血症
- 頭蓋内脳出血

第5章 心疾患・症候群の心電図診断

9 WPW症候群

1 心電図の特徴

- 副伝導路（Kent束：心房と心室をつなぐ特殊な心筋繊維）を有し，発作性上室頻拍（第4章-10参照）をきたす疾患です．特徴的な心電図を常に示す場合を**顕性**，示さない場合を**潜在性**，時折示す場合を**間欠性**と呼びます
- デルタ（Δ）波を認めます（図1）
- PQ（R）間隔が短縮（0.12秒以下）します
- QRS幅が延長（0.12秒以上）します
- 副伝導路が左側に存在する場合（A型）は，V_1誘導でR波が高くなり右脚ブロック様の変化を呈します（図2）
- 副伝導路が右側に存在する場合（B型）は，V_1誘導でS波が深くなり左脚ブロック様の変化を呈します
- 副伝導路が心室中隔に存在する場合（C型）は，V_1誘導でQSパターンを呈します

2 心電図上の鑑別ポイント

- **右脚ブロック**：A型WPW症候群に類似しますが，デルタ波（PQ短縮）を認めません
- **左脚ブロック**：B型WPW症候群に類似しますが，デルタ波（PQ短縮）を認めません
- **陳旧性心筋梗塞（前壁中隔領域）**：C型WPW症候群に類似しますが，デルタ波（PQ短縮）を認めません

3 臨床臨床におけるアドバイス

- WPW症候群の心電図が認められた場合，症状の有無をチェックします
- 突然に始まって突然に停止するような動悸発作を有する場合は，一度は循環器専門医にコンサルトします

第5章 心疾患・症候群の心電図診断

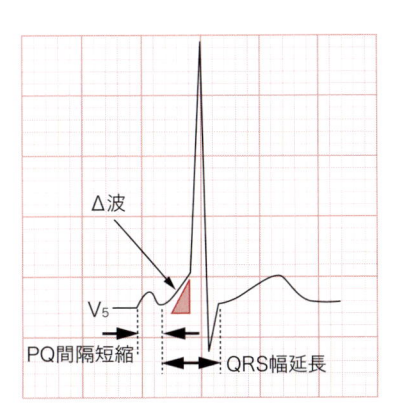

図1 WPW症候群心電図の特徴

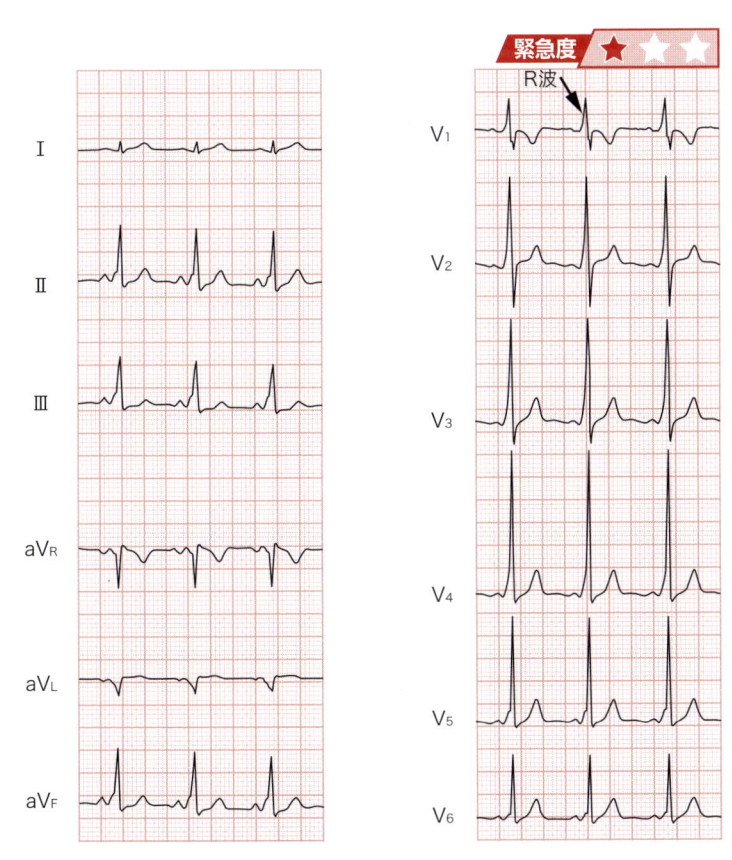

図2 WPW症候群（A型）

多くの誘導でΔ波が認められ，V₁誘導でR波が高くなり右脚ブロック様の変化を呈していることから，A型WPW症候群と診断されます

第5章 心疾患・症候群の心電図診断

10 QT延長症候群

1 心電図の特徴

- torsade de pointesをきたす疾患です（第4章-13参照）．先天性と後天性（二次性）があります
- 先天性にはRomano–Ward症候群，Jervell and Lange-Nielsen症候群などが含まれます．最近では，原因遺伝子によってLQT1，LQT2，LQT3などのように呼ばれることが多いです．
- 後天性の原因には薬物（抗不整脈薬など），電解質異常（低カリウム血症など．第5章-13参照），徐脈などがあります
- **QT時間の延長**を認めます（男性では＞0.44秒，女性では＞0.46秒：図1，2）
- QT時間は変動しやすいです
- 後天性ではT波異常（T波陰転化など）を伴うことも多いです

2 心電図上の鑑別ポイント

- **急性心筋梗塞**：心内膜下虚血によりQT時間延長を認めますが，心電図（特にST部分とT波）が時間経過に伴ってダイナミックに変化します
- **肥大型心筋症**：QT時間延長を認めることが多いですが，T波異常（陰性T波）を伴います

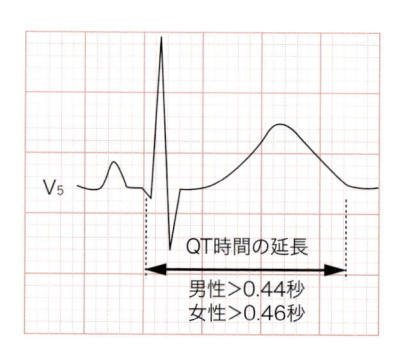

図1　QT延長症候群心電図の特徴

- **たこつぼ型心筋症**：QT時間延長を認めることが多いですが，T波異常（陰性T波）を伴うことが多く，これは時間経過によって改善します

3 臨床におけるアドバイス

- QT延長症候群の心電図が認められた場合，その原因を詳しくチェックします
- 先天性の可能性が高い場合は，循環器専門医にコンサルトします．後天性の場合はその原因を除去する必要があります（薬物の中止や電解質の補正など）

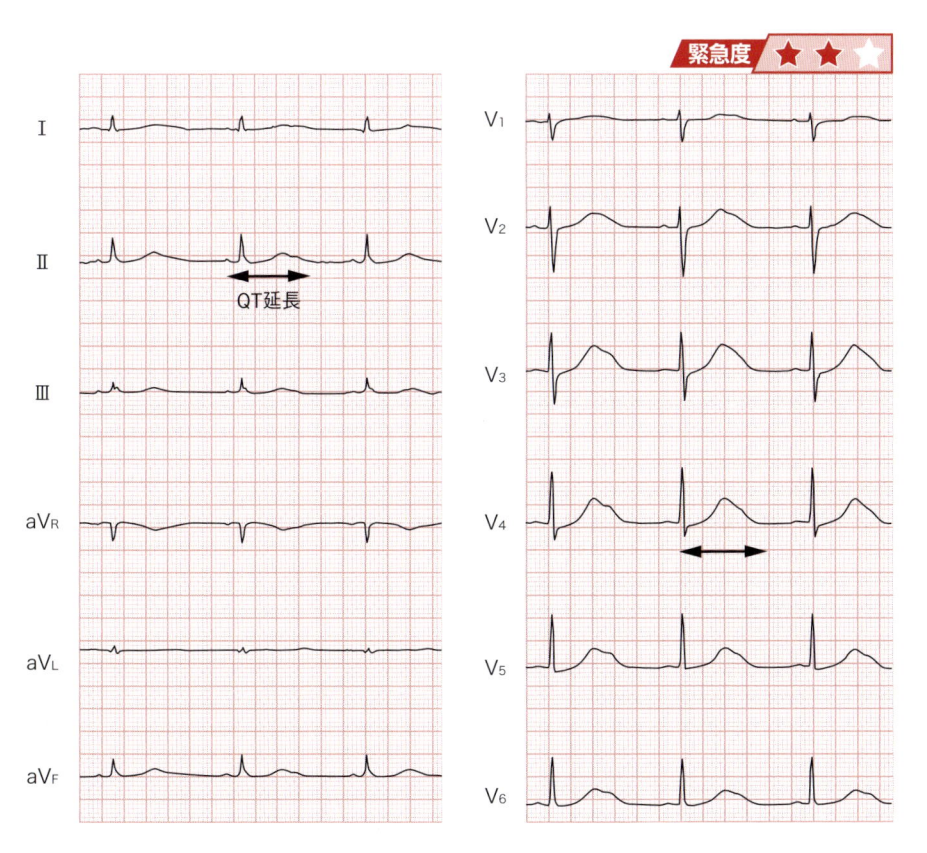

図2　QT延長症候群

全誘導でQT時間の高度延長が認められます．陰性T波などは認められず，先天性の可能性が高いです

第5章 心疾患・症候群の心電図診断

11 Brugada症候群

1 心電図の特徴

- 器質的な病態がなく遺伝子異常により心室細動をきたす疾患です．特徴的な心電図変化は1,000人に1人くらいの頻度で認められますが，そのなかで実際に心室細動を発現するのは約10%程度です
- 右側胸部誘導（V_1，V_2）において，**ST上昇**とそれに続く**陰性T波**を認めます（図1）
- J点での基線からST上昇までの高さは**2 mm以上**です（図2）
- 右脚ブロック様の変化を認めます．ただし，実際の右脚ブロックを伴うことは少ないです
- ST上昇は，凸（coved）型（Type 1），凹（saddle back）型（Type 2：2 mm以上ST上昇と，Type 3：1 mm以上ST上昇）に分けられます
- Coved型がBrugada症候群に特徴的な心電図変化（Brugada型心電図）です．**Saddle back型**のみを示す場合はBrugada型心電図に含めません
- ハイリスク例ほど心電図が日差・日内変動します（saddle back型⇔coved型⇔正常）

2 心電図上の鑑別ポイント

- **急性心筋梗塞**：ST上昇を認めますが，凹型ST上昇であり，右側胸部誘導に限局することは稀です
- **冠攣縮性狭心症**：ST上昇を認めますが，凹型ST上昇であり，右側胸部誘導に限局することは稀です
- **急性心膜炎**：ST上昇を認めますが，凹型ST上昇であり，aV_Rを除くほぼ全誘導においてみられます
- **右脚ブロック**：Coved型ST上昇を伴わず，日差・日内変動もありません．右側胸部誘導以外でもQRS幅は広くなります
- **非特異的ST-T変化**：明らかな心疾患がなくても認められる変化で，臨床的な意義はありません

3 臨床におけるアドバイス

- Brugada症候群の心電図が認められた場合，問診で症状（失神）と突然死の家族歴の有無を聴取します
- 上記の既往がある場合は，循環器専門医にコンサルトします

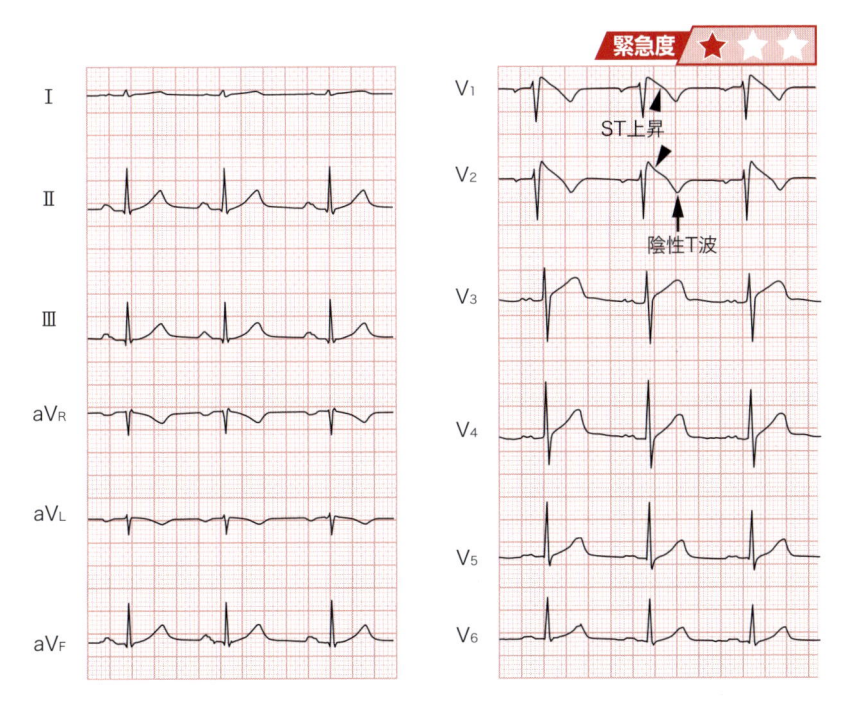

図1 Brugada症候群

右側胸部誘導（V_1，V_2）において，coved型ST上昇（▶）とそれに続く陰性T波（→）が認められます．他には異常は認められません

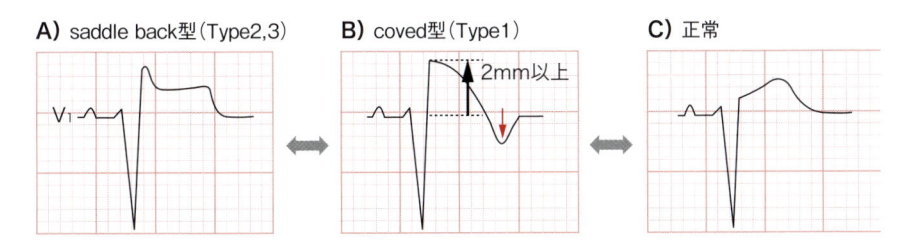

図2 Brugada症候群心電図の特徴

→ はST上昇，→ は陰性T波を示します

A) saddle back型（Type2,3）
B) coved型（Type1）
C) 正常

第5章 心疾患・症候群の心電図診断

12 J波症候群（早期再分極症候群）

1 心電図の特徴

- Brugada症候群を除く特発性心室細動をきたす疾患のなかに，**J波症候群**（J wave syndrome）もしくは**早期再分極症候群**（early repolarization syndrome）と呼ばれる疾患群があります
- **下壁誘導**（Ⅱ，Ⅲ，aV$_F$）もしくは**左側壁誘導**（Ⅰ，aV$_L$，V$_5$，V$_6$）のQRS波終末部（もしくはT波初期部）に，**ノッチ**あるいは**スラー**を認めます（図1，2）
- ノッチあるいはスラーが，早期再分極（T波初期成分）であるか遅延脱分極（QRS波末期成分）であるかは明らかにされていません
- ST部分やT波には異常を認めません

2 心電図上の鑑別ポイント（表1）

- **Osborn波**（オズボーン）：QRS波終末部にノッチを認めますが，低体温時にのみにみられます
- **不整脈原性右室心筋症**：QRS波終末部にノッチ状の波形（ε波）を認めますが，これがみられるのは右側胸部誘導（V$_1$，V$_2$）のみです
- **陳旧性心筋梗塞**：梗塞領域に一致した誘導において，時としてQRS波終末部にスラー状の波形を認めることがあります

3 臨床におけるアドバイス

- J波症候群の心電図が認められた場合，問診で症状（失神）の有無を聴取します
- J波は健常人においても2〜5％前後で検出されるので，波形のみで異常とは判断されません．症状を有する場合は，一度は循環器専門医にコンサルトします

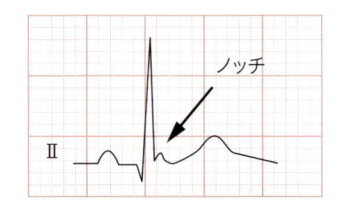

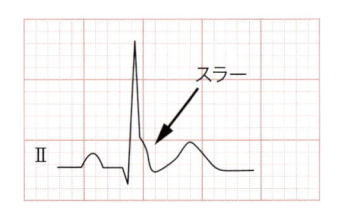

図1 J波症候群（早期再分極症候群）心電図の特徴

第5章 心疾患・症候群の心電図診断

緊急度 ★☆☆

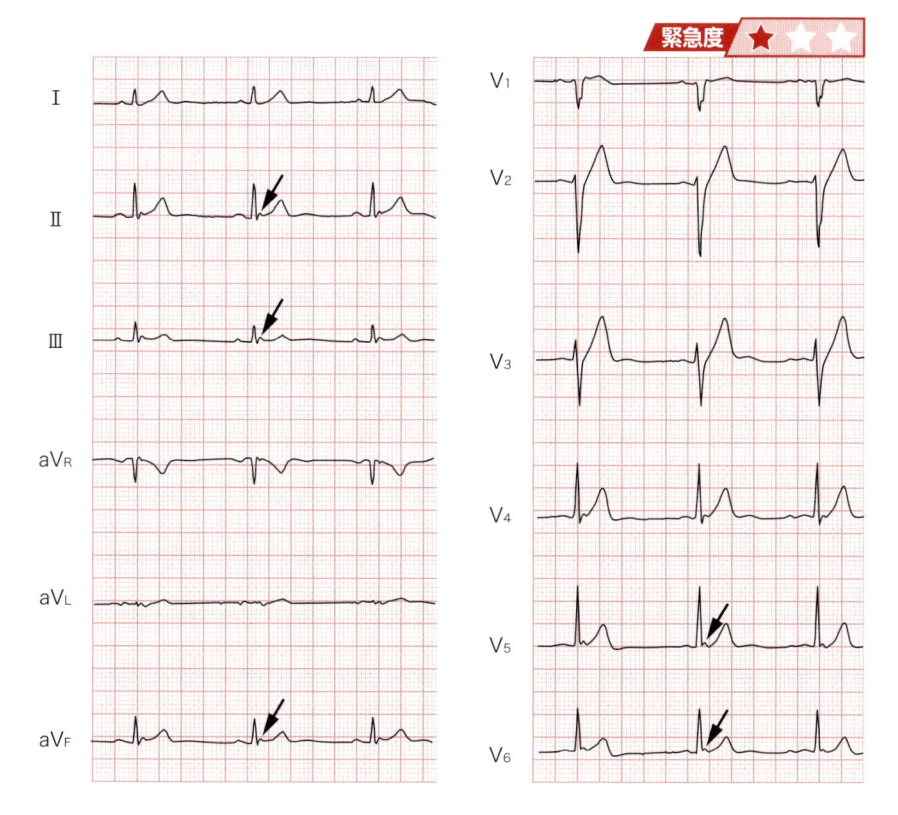

図2 J波症候群（早期再分極症候群）

Ⅱ・Ⅲ・aV_F誘導およびV_5・V_6誘導において，QRS波終末部にノッチが認められます（→）

表1	QRS波終末部にノッチを伴う疾患

- J波症候群（早期再分極症候群）
- Osborn波（低体温時）
- 不整脈原性右室心筋症
- 陳旧性心筋梗塞

第5章 心疾患・症候群の心電図診断

13 電解質異常の心電図

1 心電図の特徴

- 血清カリウム濃度（基準値3.4〜4.5mEq/L）あるいは血清カルシウム濃度（基準値8.6〜10.1mg/dL）が異常変動することで心電図変化をきたします
- 低カリウム血症ではQT時間延長，T波異常（平低化，陰転化，場合によっては巨大陰性T波），U波出現を認めます（図1A，図2）．心電図変化をきたす電解質異常として最も重要です
- 高カリウム血症ではT波尖鋭化（テント状T波）を認めます（図1B）
- 低カルシウム血症ではT波異常（平低化，陰転化），U波出現，QT時間延長を認めます（図1C）
- 高カルシウム血症ではQT時間短縮を認めます（図1D）

2 心電図上の鑑別ポイント

- 先天性QT延長症候群：（低カリウム血症，低カルシウム血症と同様に）QT時間延長を認めますが，電解質濃度は正常です
- 急性心筋梗塞：発症早期に（高カリウム血症と同様に）T波尖鋭化を認めますが，すぐに減高しST上昇をきたすようになります
- ジギタリス効果：（高カルシウム血症と同様に）QT時間短縮を認めますが，ST盆状低下を伴います

3 臨床におけるアドバイス

- 電解質異常の心電図が疑われた場合，血液検査で血清カリウム，カルシウム値をチェックします
- 異常が認められた場合は，点滴で電解質をゆっくり補正します．急速な補正は心室細動などの危険な不整脈を惹起することがあるので，時間をかけて行います

第5章 心疾患・症候群の心電図診断

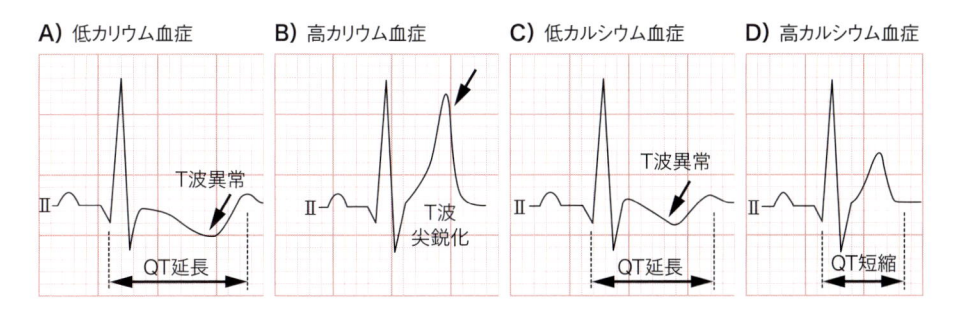

A) 低カリウム血症 — T波異常、QT延長
B) 高カリウム血症 — T波尖鋭化
C) 低カルシウム血症 — T波異常、QT延長
D) 高カルシウム血症 — QT短縮

図1 電解質異常心電図の特徴

緊急度 ★★☆

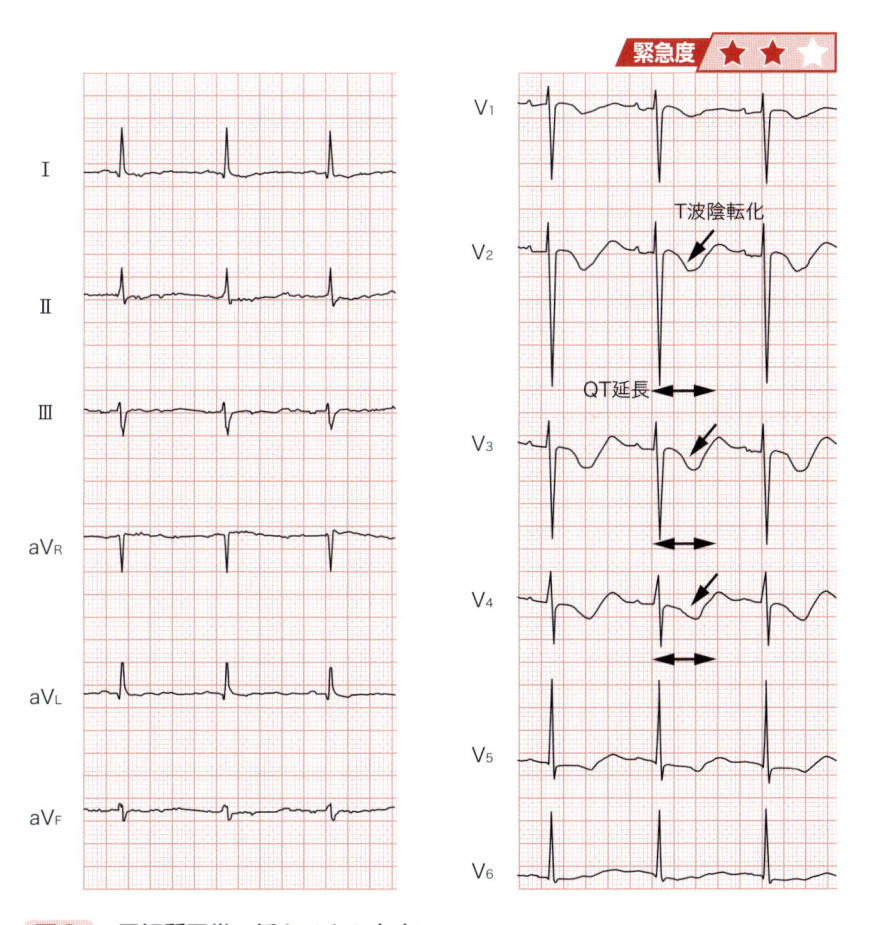

V2: T波陰転化
V2–V4: QT延長

図2 電解質異常：低カリウム血症

QT時間延長とT波陰転化が認められます

第5章 心疾患・症候群の心電図診断

14 ペースメーカー心電図

1 心電図の特徴

- 使用されたペースメーカーのモード（AAI，VVI，DDDなど）によって，作動時の心電図変化は異なります
- AAIモード（右房のみにリードを留置）では，作動時はP波の前にペーシングスパイクを認めます（**図1A**）
- VVIモード（右室のみにリードを留置）では，作動時は（幅広い）QRS波の前にペーシングスパイクを認めます（**図1B**）
- DDDモード（右房，右室にリードを留置）では，作動時はP波と（幅広い）QRS波の両方の前にペーシングスパイクを認めます（**図1C，図2**）
- 設定されたペーシングレートよりも自己心拍の方が高ければ，センシングすなわち自己心拍を優先させるため，ペーシングスパイクは消失します

2 心電図上の鑑別ポイント

- **左脚ブロック**：幅広いQRS波を認めますが，QRS波の前にペーシングスパイクはみられません
- **心室頻拍**：幅広いQRS波を認めますが，QRS波の前にペーシングスパイクはみられず，レートが速いです（心室頻拍のレートは一般に150/分以上．ペースメーカーの設定レートは一般に60〜120/分）
- **心室補充調律**：幅広いQRS波を認めますが，QRS波の前にペーシングスパイクはみられず，レートが遅いです（心室補充調律のレートは一般に40/分前後）
- **心房頻拍**：異所性P波を認めますが，P波の前にペーシングスパイクはみられず，レートが速いです（心房頻拍のレートは一般に120/分以上）

3 臨床におけるアドバイス

- ペースメーカー心電図が認められた場合，ペーシングスパイクに対応してP波と（幅広い）QRS波が適切に出現しているかを確認します（**ペーシング不全のチェック**）
- 加えて，自己のP波と（幅狭い）QRS波が出現している最中に，ペーシングスパイクがないかを確認します（**センシング不全のチェック**）

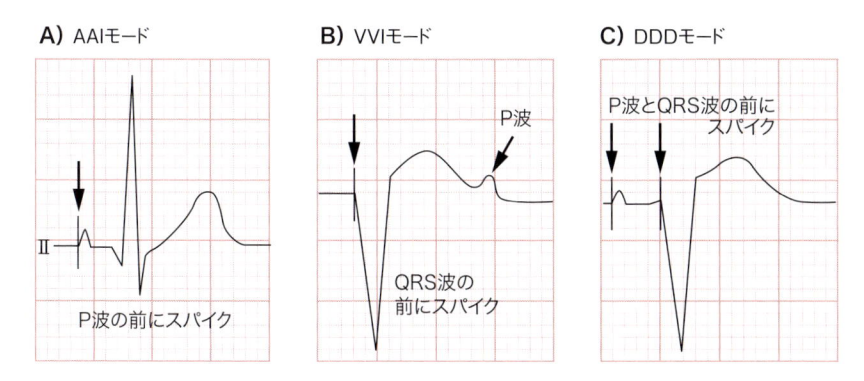

第5章 心疾患・症候群の心電図診断

図1　ペースメーカー心電図の特徴

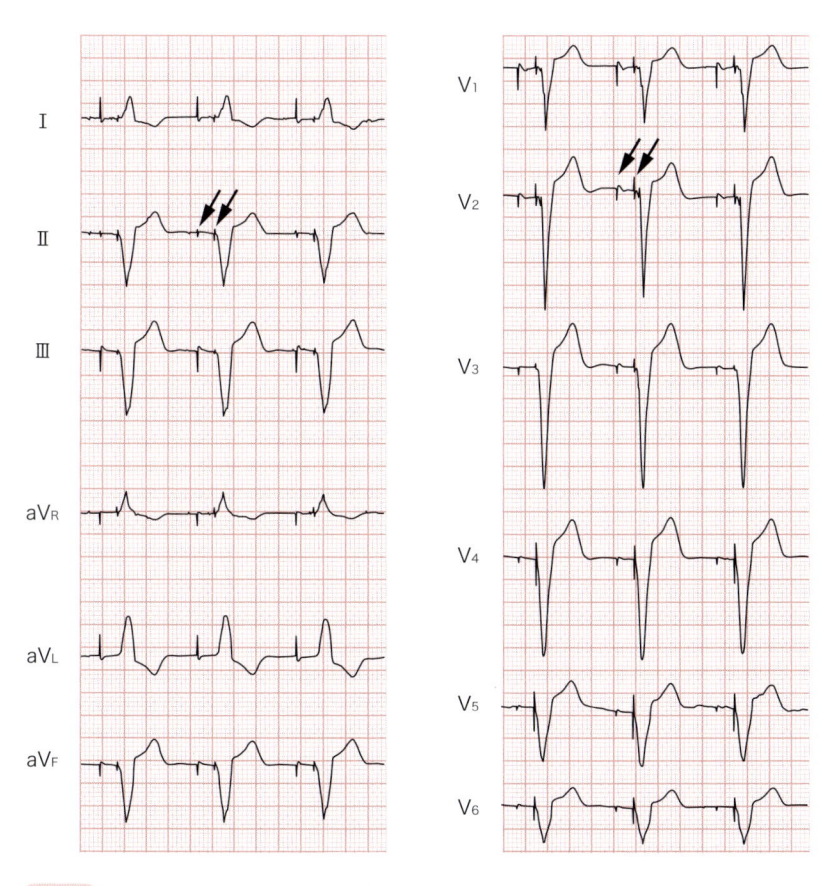

図2　ペースメーカー心電図（DDDモード）
P波と（幅広い）QRS波の前にペーシングスパイクが認められます

117

索引 Index

数　字

Ⅰ誘導 ･･････････････････････････････ 22
2：1型房室ブロック ･･････････････････ 62
2：1心房粗動 ･･･････････････････････ 71
2：1伝導 ･･･････････････････････････ 71
2段脈 ･････････････････････････････ 74
Ⅱ誘導 ･････････････････････････････ 22
3段脈 ･････････････････････････････ 74
3点誘導 ･･･････････････････････････ 24
3度房室ブロック ･･････････････････ 62, 64
Ⅲ誘導 ･････････････････････････････ 22
4：1伝導 ･･･････････････････････････ 71
12誘導 ･･････････････････････････ 22, 30

ギリシャ文字

ε波 ･･･････････････････････････ 47, 100
Δ波 ･･････････････････････････････ 106

欧　文

A

Adams-Stokes ･････････････････････ 60, 62
AF ･･･････････････････････････････ 68
AFL ･･････････････････････････････ 70
APC ･･････････････････････････････ 66
atrial fibrillation ･･･････････････････ 68
atrial flutter ･･･････････････････････ 70
atrial premature contraction ･･･････････ 66
atrioventricular block ･･････････････････ 62
AV block ･･････････････････････････ 62
aV$_F$誘導 ･･･････････････････････････ 22
aV$_L$誘導 ･･･････････････････････････ 22
aV$_R$誘導 ･･･････････････････････････ 22

B・C

blocked APC ･･･････････････････････ 66
Brugada 症候群 ･･･････････････････ 48, 110
complete RBBB ･････････････････････ 82
coved 型 ･･･････････････････････ 49, 110
CRBBB ･･･････････････････････････ 82

E・I

early repolarization syndrome ･･････････ 112
incomplete RBBB ････････････････････ 82
IRBBB ････････････････････････････ 82

J

Jervell and Lange-Nielsen ･･････････････ 108
J wave syndrome ････････････････････ 112
J波 ･･････････････････････････････ 47
J波症候群 ････････････････････････ 112

K・L

Kent束 ･････････････････････････ 72, 106
LAH ･････････････････････････････ 85
LBBB ･････････････････････････････ 82
left anterior hemiblock ･･････････････ 85
left posterior hemiblock ･･････････････ 85
left ventricular bundle branch block ･･････････････････････････････ 82
LPH ･････････････････････････････ 85

LQT1 ·· 108

M・P

Mobitz Ⅱ型房室ブロック ················ 62
PAC ·· 66
paroxysmal supraventricular
　tachycardia ································· 72
PP ··· 43
PQ 時間 ·· 43
PQ 時間延長 ······································ 51
PQ 時間短縮 ······································ 51
PR ··· 43
premature atrial contraction············ 66
premature ventricular contration ··· 74
PSVT ·· 72
PVC ·· 74
P 波 ··· 43

Q

QRS 波 ·· 43
QTc ··· 52
QT 延長症候群 ···················· 52, 78, 108
QT 時間 ······································ 43, 52
QT 時間延長 ···································· 102
QT 短縮症候群 ·································· 52

R

RBBB ·· 82
right ventricular bundle branch block
 ··· 82
R on T 型 ··· 74
RR ··· 43
rS パターン ······································ 87
Rubenstein ·· 60

S

saddle back 型 ································· 49

sick sinus syndrome ························ 60
SSS·· 60
ST ··· 43
ST 上昇 ······························ 104, 105, 110

T・U

TdP·· 78
torsade de pointes ············ 56, 78, 108
T 波··· 43, 48
U 波··· 43, 49

V

V_1 誘導 ··· 23
ventricular fibriallation ···················· 80
ventricular premature contraction ··· 74
ventricular tachycardia ···················· 76
VF ··· 80
VPC ·· 74
VT ··· 76

W

Wenckebach 型房室ブロック ············ 62
WPW 症候群······························ 72, 106

和　文

あ

アース·· 22, 32
アースコード···································· 20
アイントーベンの三角形···················· 18
アナログ式記録器······························ 26
アラーム·· 28
安静時狭心症···································· 90

い

異型狭心症	90
移行帯	41
異常自動能	57
異所性自動能	15
異所性心房波	66
イプシロン波	47, 100
イベント心電図	16
イベントレコーダ	16
陰性P波	44
陰性T波	48, 82, 110

う

植込み型心電用データレコーダ	16
植込み型ループレコーダ	16
右冠動脈	12
右脚ブロック	82
右軸偏位	41, 87
右心室（右室）	11
右心房（右房）	11
運動負荷心電図	16

え・お

| エルゴメータ法 | 19 |
| 凹型 | 110 |

か

拡張型心筋症	96
下壁梗塞	31
下壁誘導	70
紙送り速度	35
完全右脚ブロック	82
完全房室ブロック	62, 64
感度	25, 35
冠動脈疾患	82, 87
冠攣縮性狭心症	90

き

期外収縮	15, 38
起電力	46
脚ブロック	47, 82, 83, 96
キャリブレーション	35
急性心筋梗塞	31, 92
急性心膜炎	48, 104
狭心症	12, 49
胸部電極	20
局所巣状興奮	57
虚血性心疾患	12, 30, 48
巨大陰性T波	48, 102
筋電図	32

く・け

偶数伝導比	70
撃発活動	57
血清カリウム濃度	114
血清カルシウム濃度	114
ケラチン	20

こ

高カリウム血症	114
高カルシウム血症	114
高血圧	88
高度房室ブロック	62
興奮波	70
交流電流	32
黒電極	22

さ

再入	57
再分極	43, 48, 52
左冠動脈	12
左脚後枝ブロック	85
左脚ブロック	82

左軸偏位	41, 87	心電計	20
左室	11	心電図検査	16
左室肥大	46, 88	心電図症候群	55
左心室	11	心拍間隔	51
左心房	11	心拍出量	12
左房	11	心拍数	38
左房負荷所見	96	心肥大	30
三尖弁	11	振幅	44

し

		心不全	12
		心房	11
刺激伝導系	14, 42	心房期外収縮	56, 66
自己心拍	116	心房細動	32, 56, 68, 69, 96, 98
四肢電極（はさみ式）	20	心房粗動	56, 70
四肢誘導	22	心房内リエントリー性頻拍	72
上室性	54	心房頻拍	56, 66
小循環	13	心膜	11
徐脈	28, 51, 54	心膜液	11

す・せ

徐脈性心房細動	69		
徐脈性不整脈	55, 56	スラー	112
徐脈頻脈症候群	60	整	38
心筋	11	赤電極	22
心筋梗塞	12	絶対性不整脈	68
心筋症	82, 87	尖鋭P波	44
深呼吸	33	先鋭T波	48
心室	11	全周性肥大型	98
心室期外収縮	28, 56, 74, 96, 100	センシング	116
心室細動	28, 56, 80, 81	先天奇形	82, 87
心室細動の興奮伝達	81		

そ

心室性	54		
心室性不整脈	48, 56, 100	早期興奮症候群	51
心室内伝導障害	98	早期再分極症候群	112
心室頻拍	28, 56, 76, 77, 96, 98, 100	双極誘導	18, 22
心静止	56	送信器	21
心臓	10	僧帽弁	11
心臓回転	41		
心臓突然死	99		
心停止	28, 80		

た・ち

第4肋間 ……………………………… 23
第5肋間 ……………………………… 23
体循環 ………………………………… 13
大循環 ………………………………… 13
多形性心室頻拍 ……………………… 78
多源性 ………………………………… 66
たこつぼ型心筋症 …………………… 102
脱分極 …………………………… 43, 48
単極誘導 ………………………… 22, 23
単源性 ………………………………… 66
遅延脱分極 …………………………… 112
調律 …………………………………… 38

て

低カリウム血症 ……………………… 114
低カルシウム血症 …………………… 114
ディスポーザブル電極 ………… 21, 25
デジタル式記録器 …………………… 26
デルタ波 ……………………………… 106
電解質異常 …………………… 30, 108, 114
電気軸 ………………………………… 40
電気的興奮 …………………………… 42
電極 …………………………………… 21
伝導 …………………………………… 56
伝導時間 ……………………………… 44
伝導障害 ………………………… 55, 56

と

洞機能不全症候群 …………………… 56
洞結節 ………………………………… 14
洞結節調律 …………………………… 15
洞結節リエントリー性頻拍 ………… 72
洞性徐脈 ………………………… 58, 60
洞性頻脈 ………………………… 56, 58
洞停止 ………………………………… 60
洞不全症候群 …………………… 60, 61
洞房ブロック ………………………… 60
洞房ブロック ………………………… 60
時計方向回転 ………………………… 41
途絶 …………………………………… 56
凸型 ……………………………… 49 110
特発性心室細動 ……………………… 47
トリガード・アクティビティ ……… 57
ドリフト ……………………………… 33
トルサド ポアンツ ………………… 78
トレッドミル法 ……………………… 19

な・に

内臓逆位症 …………………………… 31
二次性心筋障害 ………………… 82, 87
二相性 P 波 ………………………… 44
二峰性 P 波 ………………………… 44
二峰性 R 波 ………………………… 82

の

ノイズ …………………………… 25, 32
ノコギリ波 …………………………… 70
鋸歯状波 ………………………… 70, 71
ノッチ …………………………… 47, 112

は

肺循環 ………………………………… 13
波形診断 ……………………………… 42
ハム雑音 ……………………………… 20
反時計方向回転 ……………………… 41

ひ

非虚血性心筋症 ……………………… 97
肥大型心筋症 ………………………… 98
非対称性肥大型 ……………………… 98
非通常型心房細動 …………………… 70

非閉塞性肥大型……………………… 98	房室結節リエントリー性頻拍…………… 72
標準12誘導心電図………………… 16	房室ブロック……………… 51, 56, 62
標準感度………………………… 35	心室補充調律……………………… 64
頻脈……………………………… 28	補充収縮………………… 15, 38, 56
頻脈性…………………………… 54	発作性上室頻拍………………… 56, 72
頻脈性心房細動………………… 69	発作性房室ブロック……………… 64
頻脈性不整脈………………………… 55	頻脈性不整脈……………………… 55
	ホルター心電図………………… 16, 26
	ポンプ機能……………………… 12

ふ

不安定狭心症………………………… 90	
不完全右脚ブロック……………… 82	
副伝導路…………………………… 106	

ま・み

不整………………………………… 38	マイナス………………………… 18
不整脈………………… 14, 28, 30	馬鞍型…………………………… 49
不整脈原性右室心筋症……… 47, 100	マスター法……………………… 19
不整脈疾患………………………… 85	慢性心房細動………………………… 68
不整脈性遺伝疾患………………… 55	右側胸部誘導……………………… 31
プラス…………………………… 18	

む・も

	無線テレメトリー方式……………… 21
	モニター心電図………… 16, 21, 24

へ

閉塞性肥大型……………………… 98	
平低P波…………………………… 44	
平低T波…………………………… 48	

や・ゆ・よ

ペーシングスパイク……………… 116	薬物の効果判定……………………… 30
ペーストクリーム………………… 20	誘導コード……………………… 20
ペースメーカー心電図…………… 116	誘導コード……………………… 21
ヘミブロック………………… 85, 86, 96	陽性P波………………………… 44
脚枝ブロック……………………… 85	
分枝ブロック……………………… 85	
変行伝導………………………… 54, 66	

り・ろ

	リエントリー………………… 57, 70
	労作性狭心症……………………… 90

ほ

房室回帰性頻拍…………………… 72	
房室解離………………………… 62, 64	
房室結節………………………… 56	
房室結節二重伝導路……………… 72	

●著者プロフィール

池田隆徳（Takanori Ikeda）
東邦大学 教授

1961年 生まれ
1986年 東邦大学医学部卒業
1993年 東邦大学医学部第三内科 助手
1994年～96年 米国シーダス・サイナイ医療センター＆UCLA留学
2002年 杏林大学医学部第二内科 講師
2005年 杏林大学医学部第二内科 助教授（准教授）
2010年 杏林大学医学部第二内科 教授
2011年 東邦大学医学部内科学講座循環器内科学分野 教授
　　　　東邦大学医療センター大森病院不整脈センター 部長
2012年 東邦大学医療センター大森病院循環器センター内科 部長

専門分野：循環器内科学，心臓電気生理学，不整脈学，心電図学
学会役職：日本循環器学会（理事・FJCS），日本不整脈心電学会（理事），日本内科学会（評議員），日本心臓病学会（代議員），International Society for Holter and Noninvasive Electrocardiology（副理事長），International Society of Electrocardiology（理事），American College of Cardiology（FACC），European Society of Cardiology（FESC）
受賞歴等：医科学応用研究財団日本心電学会論文賞，日本内科学会認定内科専門医会研究奨励賞，Cedars-Sinai Fellowship Award（1st Prize），Prof. T-L Wu Foundation Award，文部科学省科学研究費，厚生労働省循環器病研究費などを多数獲得．

▼読者へのメッセージ

医師、看護師、パラメディカル、あるいは医学生においても心電図は避けて通ることのできない検査です。自分のものにしたいと考えている方は多いと思います。まず基本の基本からおさえる。それがどの領域にしろ、エキスパートになるための早道だと思っています。そのためにけ、要領よく読むためのポイントとコツをつかむことが重要です。
本書は、今までに疑問に思っていたことを冬め細かくわかりやすく解説しています。心電図がさっと読めるようになると信じています。

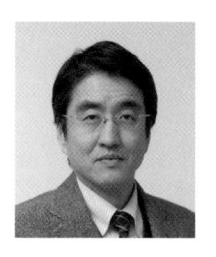

そうだったのか！絶対読める心電図
目でみてわかる緊急度と判読のポイント

2011年8月1日　第1刷発行		著　者	池田隆徳
2019年5月10日　第6刷発行		発行人	一戸 裕子
		発行所	株式会社 羊　土　社
			〒101-0052
			東京都千代田区神田小川町2-5-1
			TEL 03 (5282) 1211
			FAX 03 (5282) 1212
ⓒYODOSHA CO., LTD. 2011			E-mail　eigyo@yodosha.co.jp
Printed in Japan			URL　　www.yodosha.co.jp/
ISBN978-4-7581-0740-2		印刷所	株式会社 平河工業社

本書の複写にかかる複製，上映，譲渡，公衆送信（送信可能化を含む）の各権利は（株）羊土社が保有します．
本書を無断で複製する行為（コピー，スキャン，デジタルデータ化など）は，著作権法上での限られた例外（「私的使用のための複製」など）を除き禁じられています．研究活動，診療を含み業務上使用する目的で上記の行為を行うことは大学，病院，企業などにおける内部的な利用であっても，私的使用には該当せず，違法です．また私的使用のためであっても，代行業者等の第三者に依頼して上記の行為を行うことは違法となります．

[JCOPY] ＜(社) 出版者著作権管理機構 委託出版物＞
本書の無断複写は著作権法上での例外を除き禁じられています．複写される場合は，そのつど事前に，(社) 出版者著作権管理機構（TEL 03-5244-5088, FAX 03-5244-5089, e-mail：info@jcopy.or.jp）の許諾を得てください．

羊土社のオススメ書籍

やさしくわかる カテーテルアブレーション

治療のキホンと流れを理解して、アブレーションへの「苦手」をなくす！

池田隆徳, 藤野紀之／編

アブレーションは「むずかしい」と思っているあなたのための1冊！デバイスの特徴，心内心電図の見かた，治療の流れなど，まず押さえておきたい事をやさしく解説．医師，メディカルスタッフのはじめの一歩に最適！

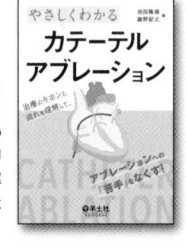

- 定価（本体4,500円＋税）　A5判
- 180頁　ISBN 978-4-7581-0759-4

Dr.岩倉の 心エコー塾

治療に直結する考えかたと見かた

岩倉克臣／著

心エコーをしっかり解釈し，治療に活かしきるための考え方とテクニックをDr.岩倉が伝授！胸痛疾患の確実な鑑別のための読みこなし方，心不全の病態把握に欠かせない計測や評価のポイントなどがやさしくわかる．

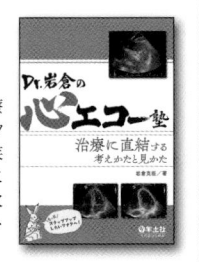

- 定価（本体4,500円＋税）　A5判
- 416頁　ISBN 978-4-7581-0760-0

確実に身につく PCIの基本とコツ 第3版

南都伸介, 中村 茂／編　■定価（本体8,800円＋税）
- B5判　366頁　ISBN 978-4-7581-0758-7

改訂版 格段にうまくいく EVTの基本とコツ

横井宏佳／編　■定価（本体8,500円＋税）
- B5判　351頁　ISBN 978-4-7581-0754-9

格段にうまくいく カテーテルアブレーションの基本とコツ

高橋　淳／編　■定価（本体7,900円＋税）
- B5判　362頁　ISBN 978-4-7581-0753-2

改訂版 確実に身につく 心臓カテーテル検査の基本とコツ

中川義久／編　■定価（本体7,600円＋税）
- B5判　359頁　ISBN 978-4-7581-0751-8

発行　羊土社 YODOSHA
〒101-0052　東京都千代田区神田小川町2-5-1　TEL 03(5282)1211　FAX 03(5282)1212
E-mail：eigyo@yodosha.co.jp
URL：www.yodosha.co.jp/

ご注文は最寄りの書店，または小社営業部まで

羊土社のオススメ書籍

心電図の読み方 パーフェクトマニュアル
理論と波形パターンで徹底トレーニング！

渡辺重行,山口 巖／編

医師に必須の心電図判読力を完全にマスターできる決定版．たくさんの実物大心電図を呈示しながら診断のポイントと不整脈の原因，症状を簡潔に解説．基本と応用が身につきます！トレーニング問題が充実．

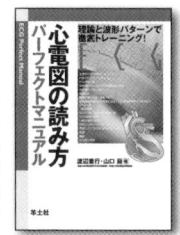

- 定価（本体5,800円＋税） ■ A4変型判
- 366頁 ■ ISBN 978-4-7581-0609-2

改訂版 循環器治療薬の選び方・使い方
症例でわかる薬物療法のポイントと根拠

池田隆徳／編

多くの循環器治療薬の中から何を選び，どう処方するのかを根拠を示してコンパクトに解説．症例をもとにした具体的な処方例や投与スケジュール，注意したい副作用なども一目でわかり，診療に活かせるポイントが満載！

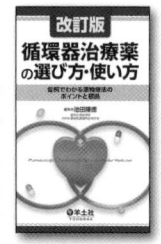

- 定価（本体4,700円＋税） ■ B6変型判
- 423頁 ■ ISBN 978-4-7581-0749-5

そうだったのか！ 絶対わかる 心エコー
見てイメージできる判読・計測・評価のコツ

岩倉克臣／著

心エコー上達の第一歩にオススメ！判読の基本から計測の進め方，疾患ごとの評価まで，必ず押さえたい知識をカラー写真と図を駆使して明快に解説！ややこしい計算や評価法もすんなり理解できる．webで動画も公開！

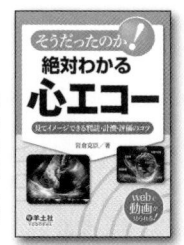

- 定価（本体4,000円＋税） ■ A5判
- 171頁 ■ ISBN 978-4-7581-0748-8

そうだったのか！ 絶対読める CAG
シェーマでわかる冠動脈造影の読み方

中川義久，林 秀隆／著

冠動脈疾患の診療は正しい読影から！造影写真とシェーマや3DCTとの組合せで，血管の走行や病変部位を立体的にイメージできる読影力が身につきます．冠動脈造影の読み方に悩む初学者にオススメ！

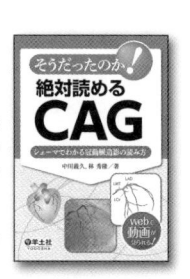

- 定価（本体4,500円＋税） ■ A5判
- 157頁 ■ ISBN 978-4-7581-0756-3

発行　羊土社 YODOSHA

〒101-0052　東京都千代田区神田小川町2-5-1　TEL 03(5282)1211　FAX 03(5282)1212
E-mail：eigyo@yodosha.co.jp
URL：http://www.yodosha.co.jp/

ご注文は最寄りの書店，または小社営業部まで

プライマリケアと救急を中心とした総合誌

レジデントノート

☐ 年間定期購読料（国内送料サービス）
- 通常号（月刊）　　　　　　　　　　：定価（本体24,000円＋税）
- 通常号（月刊）＋WEB版（月刊）　　：定価（本体27,600円＋税）
- 通常号（月刊）＋増刊　　　　　　　：定価（本体52,200円＋税）
- 通常号（月刊）＋WEB版（月刊）＋増刊：定価（本体55,800円＋税）

医療現場での実践に役立つ研修医のための必読誌！

レジデントノート は，
研修医・指導医にもっとも
読まれている研修医のための雑誌です

月刊　毎月1日発行　B5判　定価（本体 2,000円＋税）

研修医指導にもご活用ください

特徴
① 医師となって最初に必要となる"基本"や"困ること"をとりあげ，ていねいに解説！
② 画像診断，手技，薬の使い方など，すぐに使える内容！日常の疑問を解決できます
③ 先輩の経験や進路選択に役立つ情報も読める！

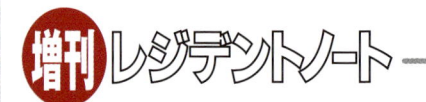

増刊 レジデントノート

増刊　年6冊発行　B5判

月刊レジデントノートの
わかりやすさで，1つのテーマを
より広く，より深く解説！

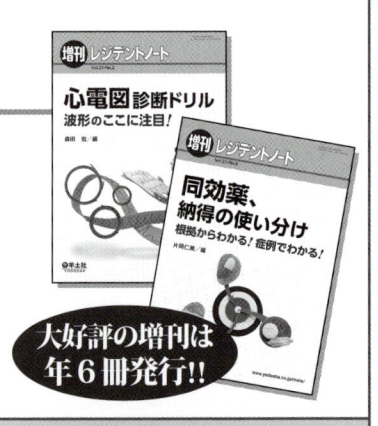

大好評の増刊は年6冊発行!!

発行　**羊土社 YODOSHA**
〒101-0052 東京都千代田区神田小川町2-5-1　TEL 03(5282)1211　FAX 03(5282)1212
E-Mail：eigyo@yodosha.co.jp
URL：www.yodosha.co.jp/

ご注文は最寄りの書店，または小社営業部まで